庫

考えるヒト

養老孟司

筑摩書房

考えるヒト【目次】

考えるヒト

第1章　脳は何をしているのか

脳はむずかしい？

脳のことはむずかしい。わからない。人はよくそういう。そういっているのは、だれか。その人の脳である。本人が、つまり脳が、本人のことを、つまり脳のことを、わからないというのだから、こんな確かな、よくわかる話はない。だから（アレ、「だから」ではなく、「しかし」かしら）、この辺が、脳について、いちばんわからないところである。脳がわからないということは、要するに脳が脳をわからないといっていることで、それなら脳が脳をわかったとは、どういうことか。

そこでこの本では、脳が脳をわかるかどうか、それをやってみようというのである。脳が脳について、わかったというのなら、本人が自分のことがわかるというのだから、やはりこんな確かな話はない。脳の話というのは、だから、わからなくてもこんな確かな話はないし、わかってもこんな確かな話はないのである。

結論が「わかる」であれ、「わからない」であれ、こんな確かな話はないのだから、脳の話はきわめて確かな話なのだが、ここまで辛抱して読んでくださった皆さんは、もういささかインチキじゃないの、と考えはじめておられるであろう。そういうわけで、脳の話は確かか、確かでないのか、それすらはっきりしないのである。脳というふうに思うのも、じつはわれわれの脳である。それは違うんじゃないの。脳ではなくて、たとえば「私」とか、「私の心」が「思う」わけでしょうが。そう思っているのも、あなたの脳である。うるさいなあ、変な理屈ばかりいって。そう怒っているのも、あなたの脳である。うるさいから、もう読むのやめた。そう決めたのもあなたの脳である。

とこういうふうに、なにをしても、それは脳だよ、といわれてしまう。つまりそれが人間なのである。人間とは、要するにほとんど脳のはたらきなのである。

脳死とは何か

じゃあいったい、脳はどれだけのことをしているのか。それは脳を完全に壊してみればわかる。壊すわけにいかないが、脳がほぼ完全に壊れた人ならいる。その状態を脳死と呼ぶ。脳死の人は、ほとんどなにもできなくなる。だから、多くの国では、そういう人はもう死んだものと認められてしまう。ただし日本では、そうは認められていない。イスラエルでも同じである。ともあれ、脳死を死だと認める国が多いということは、人間が人間として社会で生きているのは、ほとんど脳のはたらきであることを、一面では「証明」しているのである。

脳死問題にはいろいろ意見があって、世界中でも意見がかならずしも一致していない。アメリカでは、州によっては法律的に脳死は死だが、アメリカ人全体が脳死を死だと思っているわけではない。「私は脳死が死とは思わない」というアメリカ人だって、もちろんいる。ともあれわが国では、脳が完全に死んだとしても、それだけでは、その人が死んだことにはならない。さらに心臓が止まらないと、死んだことにならないのである。これを脳死に対して、心臓死という。

心臓死の場合、つまり日本で人が死ぬふつうの場合、(1)心臓が止まって、(2)瞳孔の反射がなくなって、(3)自発呼吸がなくなれば、医者にご臨終ですといわれる。そのときに脳が、脳死の場合のように完全に死んでいるかどうか、逆にそれはわからない。脳死の場合には、「脳死の判定基準」というのがあって、いくつかのやかましい基準をきちんと守って、はじめて脳死であると判定することになっているからである。ふ

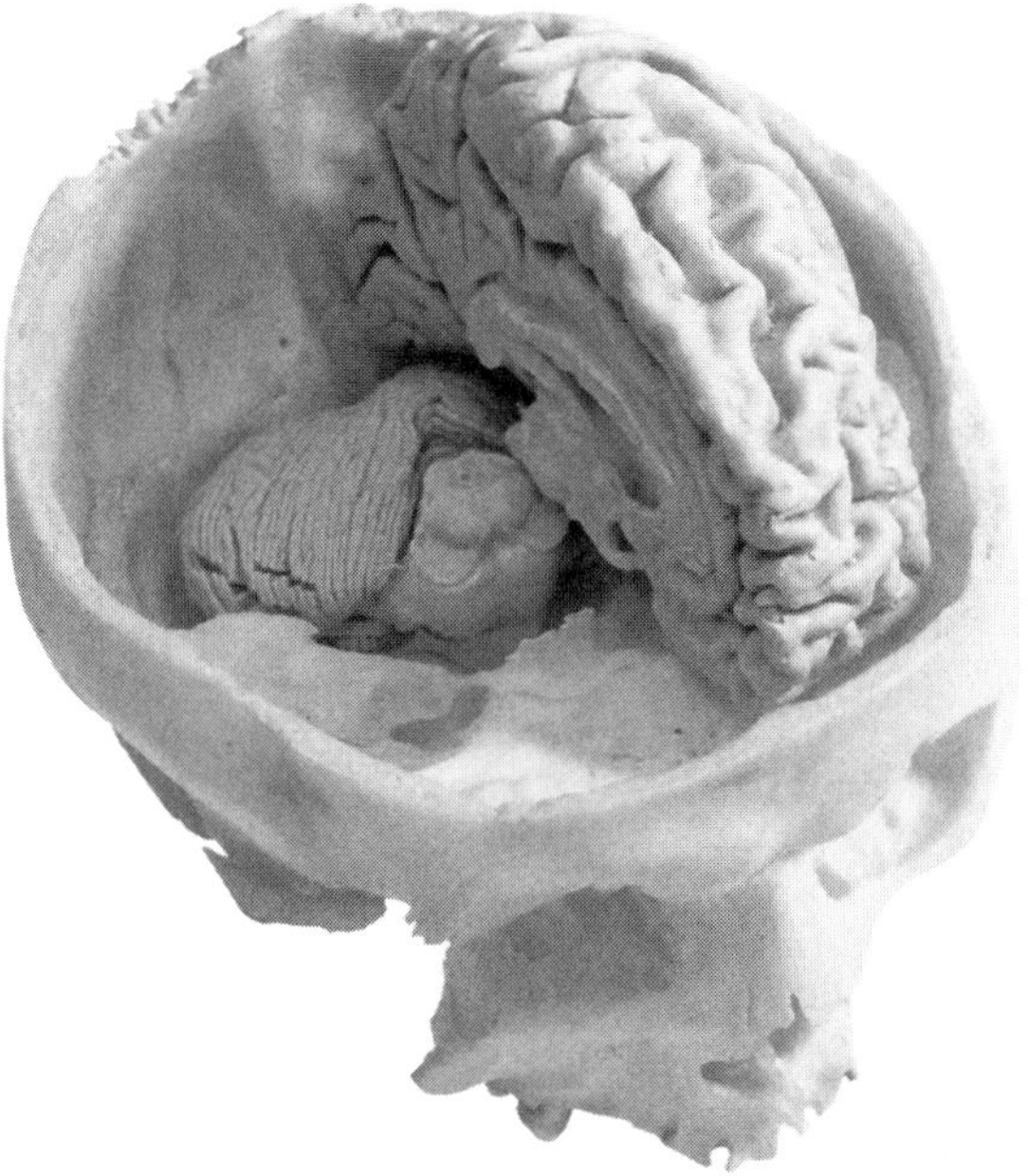

脳はこんなふうに頭蓋の中に入っている。実際には骨と脳の間に、さらに硬膜がある。ここでは硬膜は除いてある。（プラスティネーション標本作製・東京大学医学部標本室）

つうの人が死ぬときには、いろいろな事情でそろそろ死にそうだとわかっていることが多いから、そうやかましい基準はいらない。

脳死はそうはいかない。なぜなら、脳死後臓器移植というのがあって、判定をやかましくしないと、移植の都合で死んだことにされてしまうかもしれない。一部の人は、つまり一部の脳は、そう考えるからである。

それはともかく、脳が完全に死んだら、どうなるのか。第一に、呼吸が止まる。呼吸は延髄《えんずい》にある呼吸中枢のはたらきで生じる。延髄とは、脳の一部である。脳が完全に死ぬということは、延髄も死ぬということで、それなら呼吸も止まるのである。ふつうなら、寝ているときでも、呼吸は自然に起こっている。人間は寝ていても、呼吸中枢は寝ていないわけである。呼吸中枢がやすんだら、どうなるの。呼吸が止まってしまう。自然にそういうことが起こると、脅かすわけではないが、死ぬことになる。それが心配になって、寝られなくなるとすれば、それは呼吸中枢が悪いのではない。脳の別の部分が悪いのである。

先ほどの心臓死の三つの兆候のうちの二つ、すなわち瞳孔反射がなく、自発呼吸がないということは、じつは延髄がはたらかなくなったこと、つまり脳が死んだことを

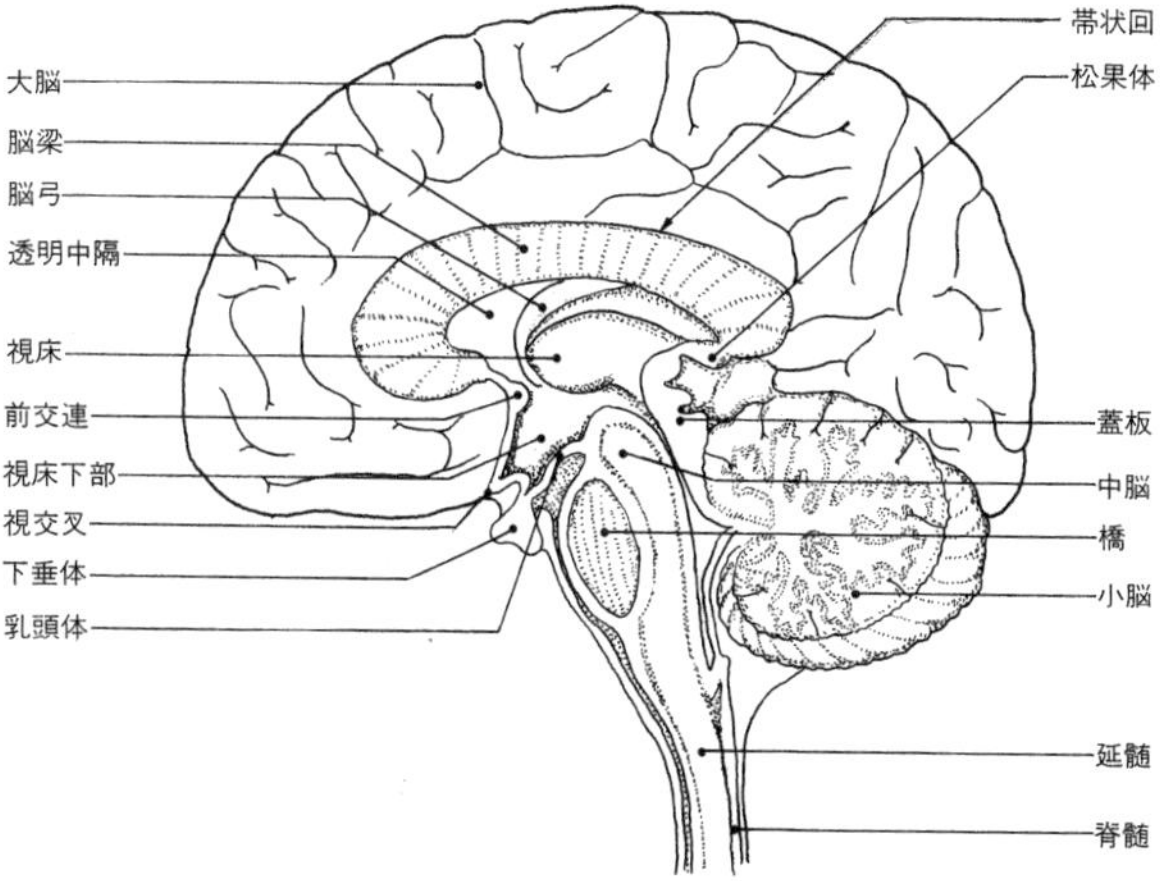

脳を正中断してみたところ。「大脳」と記してある部分全体は、実は断面ではなく、自由表面である。左右の大脳は、図の「脳梁」による連結を除けば、「離れている」からである。後ろの部分は左右に離断されている。

意味している。延髄は脳のなかでは、生きるのにどうしても必要な呼吸、循環、睡眠などに関係しており、脳のなかでは丈夫な部分である。そこのはたらきがないということは、もはや脳全体が死んだということを、ほぼ意味しているのである。

呼吸が止まったら、生きていられないじゃないか。だから、そういう場合には、人工呼吸器をつける。人工呼吸器をつけてあれば、「自発呼吸」がなくても、呼吸をさせることができる。肺に機械で空気を適当に送りこんであげればいい。

この人工呼吸器をつけることによって、じつは脳死が発生する。脳が壊れても、心臓が止まらないという状況が、人工呼吸器のおかげで、人類史上はじめて発生したのである。呼吸器が作られる以前には、脳死という状態はなかった。呼吸が止まれば、すなわち死だったからである。

脳が壊れると、呼吸が止まるほかに、なにが起こるか。意識がない、だから口をきかない、動かない。針で頰を刺しても、顔をしかめたりしない。目に光をあてても、瞳孔が縮まない。すべての刺激に対する反応がないのである。ふつうに死んだ人、つまり心臓死の人と、どこが違うか。脳死では、まだ心臓が動いている。だから脳死を死と認めると、脳死者から、まだ動いている心臓を取り出すことができる。その心臓をだれかに移植する。それが可能になる。だから脳死が社会問題になったわけである。

そんな移植の都合で、死とか、死でないとか、決めてしまっていいのか。そういう疑問がだれにでも生じるであろう。だれにでも疑問が生じるから、そこで「疑問だなあ」といいつつ、考えをやめていいというわけでもない。だから政府は偉い人を集めて、「脳死後臓器移植に関する臨時調査委員会」という長い名前の委員会を作り、いわゆる脳死問題の相談をした。そうしたら委員の意見が完全には一致せず、臓器移植賛成と反対に割れてしまった。たぶんまだ意見が割れたままだと思う〔その後、一九九七年一〇月臓器移植法施行、九九年二月に初めての脳死移植が行われた〕。

こういう問題はなかなか意見が一致しないのである。だから、最後は多数決になる。多数決とは、それがすなわち永遠の真理になるということではない。しばらくしたら、皆の意見が変わるかもしれないから、また多数決をすればいいのである。

いったん決まったことに従うのは当然だが、それが永遠にそうなるわけではない。また変えてもいいのである。それが多数決だが、日本ではそれに気づかない人が多い。いったん決めたら、それが永遠だと思っているのではなかろうか。明治憲法を昔は「不磨《ふま》の大典」といったが、いまの憲法もできてから一度も変わっていない。どうも不磨の大典になりつつある。

憲法の話と脳の話は関係がない。そう思う人がいると思うから、わざと書いた。憲法は文字で書いてあり、文字を書くのも読むのも、脳のはたらきそのものである。それを変えまいとするのも脳で、変えようとするのも脳である。

脳が壊れたらどうなるか

脳がどれだけのことをしているのか、それを知るには、かならずしも自分で脳死になってみる必要はない。いちばんいいのは、生きている状態で、自分の脳を少しずつ麻酔していくことである。脳のどこが麻酔されるかによって、だんだんと世界が変わってくるはずである。

見えていた景色が見えなくなる。目の前にいる相手が、ハテ、だれだっけということにもなる。できることも減ってくる。いままで口をきいていたのが、口がきけなくなる。いままでわかっていた、相手の話がわからなくなる。そのうちに意識がなくなる。そうなれば、あとはまったく「わからない」。だから手術のときには、いっぺんに麻酔をする。

麻酔された患者さんは、まったく意識がなく、痛いともなんともいわないし、「痛そうだなあ」という期待で、身体がむやみに硬くなることもない。だから、メスで切ったりして、痛そうなことをしても、逃げ出すこともない。医者にはとても都合がいい。患者さんももちろん助かる。麻酔なしで歯を抜くことを考えれば、すぐにわかる。

いま窓の外に、車が見えている。それにしても昨日踏み違えた足が痛い。痛くて仕方がない。こういうことがわかっているのは、すべて意識のおかげである。その意識は、脳の大切なはたらきの一つである。自分がだれか、だれでもわかっている。その自分は、明日も学校に行く。どう行けばいいか、それも当然わかっている。自分がだれだかわかり、学校の場所を知っていて、学校に行くことができるのは、記憶があるからである。

その記憶も、脳のはたらきである。学校で勉強をする。そのためには考えなくてはならず、文字が読めなくてはならない。こうした思考や言語もまた、脳のはたらきである。怒って友だちと喧嘩する。突然ふるさとを懐かしいなあと思う。こうした情緒や感情、これも大切な脳のはたらきである。脳が壊れていくと、こうしたはたらきがしだいに失われる。その典型は、いわゆるボケ、すなわち老人性痴呆である。

ドイツの詩人で小説家だったエーリッヒ・ケストナーは、『私が子どもだったころ』という自伝のなかで、自分の母親のことを書いている。エーリッヒの父親は革職人で、鞄を作っていたが、あまり丈夫な鞄を作り過ぎたので、客がだんだん減ってしまった。母親はだから美容院を開いて、お金を稼いだ。エーリッヒは、この二人のあいだの一人息子だった。その母親はエーリッヒをたいへん可愛がるが、やがて老齢となり、老人ホームに入り、ボケてしまう。そこに大人になったエーリッヒが訪ねていく。母親は自分の息子を目の前にして、その自分の息子に「私のエーリッヒはどこ」と尋ねるのである。脳のはたらきが壊れ、なくなっていくことは、しばしばこうした悲劇を生む。

脳が壊れても、脳のなかはすぐには見えない。だから外見上は、もとのままの人に思える。脳死の人が、「あたかも生きているように見える」あるいは「当然生きているように見える」のと同じことである。

でも、じつはそうはいかない。冷たいことをいうようだが、脳が壊れた人は、もとの人ではない。それをもとの人だと頑張ることはできる。それが人情だと考える人も

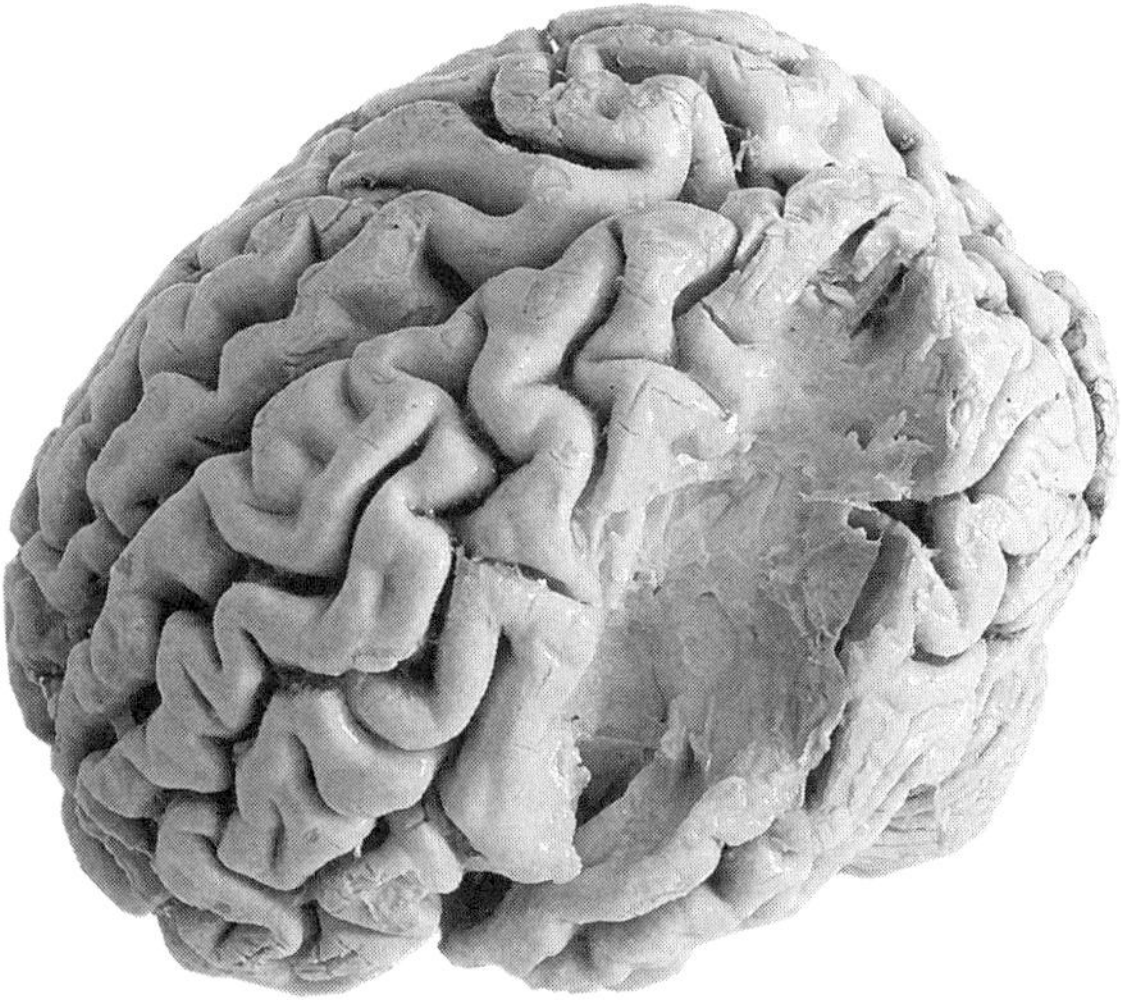

一部が壊れてしまった脳。脳梗塞では、血管が詰まり、その血管の流域に血液が行かなくなって、流域の神経組織が崩壊する。へこんでいるのが崩壊した部分。（プラスティネーション標本作製・東京大学医学部標本室）

あろう。それはそれでいい。それでいいが、やはり脳は壊れている。その壊れかたにより、壊れた程度により、脳のはたらきも失われる。

壊れた脳は治るのか

脳が壊れた人を、それならあきらめたらいいか。そうはいかない。

札幌の脳神経外科の病院で、植物状態の患者さんを看護した看護師さんたちがあった。看護師さんたちが看護するのは当たり前だろうが。そういう意味ではない。看護した患者さんたちは、植物状態だったが、植物状態は、脳死とは違う。いちばん違うのは、自発呼吸が保たれていることである。すなわち延髄がはたらいていることは間違いない。だから脳全体が壊れているわけではない。自分で呼吸をしているので、人工呼吸器はいらない。しかし話しかけてもほとんど応答せず、意識はないとしか見えない。そういう患者さんは、ふつうは寝たきりになる。食事は胃に挿入したチューブで与えることができる。

多くの人は、医師を含めて、こういう患者さんの積極的な治療をあきらめてしまう。

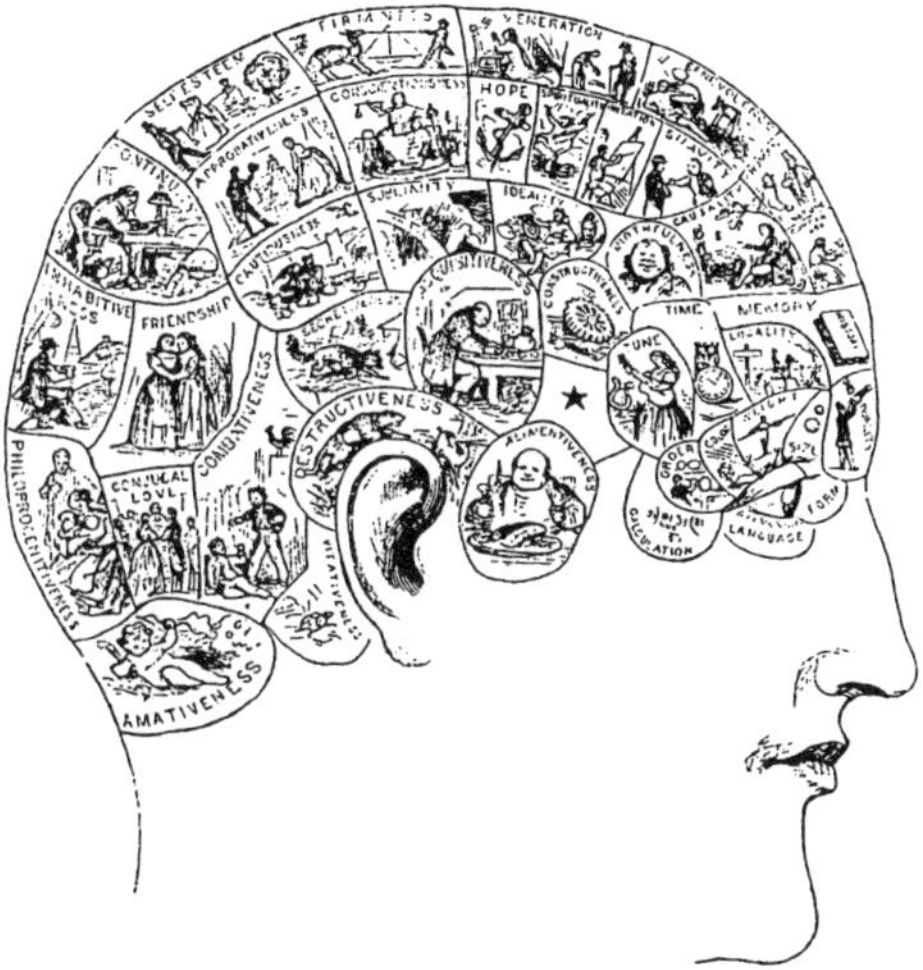

ガルによる骨相学の図。ガルは、脳の各部に特有の働きがあり、それが骨にも表現されると考えた。その能力が強いと、その部分の骨もふくらむ。これでは、能力のある人は頭骨がコブだらけになりそうだが……

しかし、寿命という点では、植物状態でも十分に長生きするのである。私の後輩の医師は、東大病院でこういう患者さんを診ていた。その後、外の病院に就職して、十年くらい経ってから、東大に戻って来た。そうしたら、自分が東大にいたときに入院していた植物状態の患者さんが、植物状態のまま、まだ入院していた。このお医者さんは、頭が禿ぎみだったのだが、その頭をなでながら、私にいったのである。「私の頭はこうなったんですが、あの患者さんの髪はまだ黒々してるんですよ」。

さてその札幌の病院の話だが、看護師さんたちは、植物状態の患者さんにでも、毎日できるだけ声をかけ、食事のときには箸を持たせ、とにかく可能なかぎり、ふつうの人と同じように扱った。すると驚くべきことに、そのうちには、植物状態の患者さんが自分で食事をしたり、トイレに行けるようになったのである。治ったのか。治ったわけではない。そういうことが、あるていどなら、自分でできるようになったのである。それまでは寝たきりになるしかないと、周囲はあきらめていたのである。

正解のない問題

なんだか、はっきりしない話をしているな。脳が壊れたら、ダメなのか、ダメでないのか。そう思った人がいたら、ここからが大切なところである。

私たちは、脳のことを十分には知らない。十分には知らないことには、正しい答というのは、まだない。それにしても、どこかに正しい答があるだろうが。そうはいかない。私たちは正しい答に無限に近づくことはできるかもしれないが、正しい答そのものを手に入れることはできない。

自然のできごとに対する態度としては、それしか仕方がないのである。正解にできるだけ近づこうとする。それはできる。しかし、正解そのものがあるという保証はない。まして、脳障害のある人に、どういう対応をすればいいいか。そういうことに、ただ一つの正解がある、というようなことはありえない。

いまの教育では、試験が重視される。試験問題には、ふつうかならず正解がある。正解がない試験問題を出すと、学生が怒る。しかし、自然に起こる問題には、正解などない。われわれはせいぜい、限りなく正解に近づく方法を見つけるしかないのである。これは一種の試行錯誤である。脳が壊れるということは、どういうことか。脳が壊れた人に対して、どう対処したらいいのか。そういう問題に関しては、ただ一つの正解を、それも人から教えてもらうことはできない。

そもそも人はだれでも少しずつ違う。同じ人など、一人もいない。だから、それぞれの場合について、結局は自分で判断しなければならない。自分には知識も経験もない。判断できない。それなら、その代わりに、この本の著者である私に答が出せるか。正解のない問題には、私だって答は出せない。それならどうすればいいか。できるだけ正解に近づくには、どうすればいいのか。それを考えながら、具体的にやっていくしかない。

たとえば脳死がそうである。脳死を死と認めないで、いまはものごとが進行している〔一九ページ注参照〕。それで具合の悪いことが起こらないか。それがさして起こらないようなら、それでいいとするしかない。しかし、臓器移植で救われるはずの人が、日本に住んでいる限り、救われないことが頻繁に起こる。それならどうしたらいいか。それを我慢したほうがいいか、脳死を死と認めたほうがいいか。正解はない。たえず正解に近づくには、どうすればいいか。それを考え続けるしかない。辛抱がいるのである。

そういうわけで、すぐに正解を求める態度をあなたが持っているなら、それは訂正したほうがいい。私はそう思う。人生は長い。人からもらった正解で生きていけるほど、人生は甘くない。自分で出した答なら、間違っても訂正することができる。それを繰り返すことが、しだいに正解に近づく方法を覚えることなのである。

人からもらった答を信じ、それが間違っていたら、答をくれた人のせいにすれば済む。それでは、本当の意味で、ものを覚えることはできない。いちいち考えながら生きていたのでは、たいへんではないか。もちろんたいへんである。人生は崖の途中に貼りついているようなものである。手を離せば、落っこちてしまう。そうかといって、上に登るのは疲れる。もう登る余力もない。それでも登るしかない。それが人生だ。そう思っておけば間違いない。

人が変わる

脳が壊れなくても、脳のはたらきは、しばしば休むことがある。そもそもわれわれは、一日に一度ならず、意識を失う。つまり寝てしまう。授業中に寝た覚えのある人は、ずいぶんいるはずである。いったん寝てしまえば、朝まで気がつかない。そういう人もあるはずである。それなら、脳がほとんど壊れたときの状態は、少しは想像がつくであろう。もちろん、寝ているときでも、すでに述べたように、脳の全体がはたらいていないわけではない。呼吸はしているから、延髄は十分にはたらいている。さらに睡眠中には、夢を見る時期がある。このときには、脳波をとってみると、起きているときと同じような活動が大脳皮質に起こっていることがわかる。

酒を飲んで泥酔した状態も、脳が壊れかけた状態に似ている。私もたくさん酒を飲んだことがあるが、そういうときは家にはちゃんと帰っているのに、どうやって帰ってきたか、それを覚えていない。歩いてきたのか、電車か、タクシーか、それもわからない。なにがあったか、それも知らないのである。酒を飲んだ人が、いつもの本人となんだか違う。そういう経験も、よくするはずである。脳のはたらきが変わると、人が変わって見える。酒はそれをよく示してくれる。笑い上戸とか、泣き上戸といって、性格が変わったように見える。ということはつまり、われわれが性格と呼ぶものも、その人の脳の癖なのである。だから脳が壊れると、性格も変わることがある。

第2章　脳と心の関係

脳と心のずれ

心は脳のはたらきである。そういうと、素直に納得する人もあるし、納得しない人もある。脳は物質だが、心は物質ではない。心は物質ではないどころか、ずいぶんと不思議なものである。脳という物質から、心という不思議なはたらきが出てくる。それは納得がいかない。

第1章に述べたことからもすでにおわかりかと思うが、心という不思議なはたらきがあることは、だれでも知っている。そもそもこの本を読んだり、「心とはなんとも不思議なはたらきだ」と思うためには、心が必要である。私たちは、心については、毎日触れているのである。ところが脳については、まったく触れていない。つまり脳というのは、あくまでも「脳」という文字であり、「ノウ」という音声であり、脳の図であり、脳の写真である。日常的には、そこが脳と心の「ものすごく大きな」違いなのである。

なにをいっているか、よくわからない。それでは、いい方を変えよう。

「心は脳から出てこない」と判断しているのは、心である。脳ではない。こういうふうに、私たちは自分の心には、毎日触れている。だから心はとても親しいものである。それなら脳はどうか。まったく親しくない。脳を見たことがあるか。ない。触ったことがあるか。ない。脳を身体から取り出してみたことがあるか。ない。だから、実際にどんな色のものか、それがわからない。どのていどの硬さのものか。それもわからない。ただ「脳」といっても、だから実感がないのである。私は自分の書斎に、脳の標本を置いてある。これを書いているあいだも、横を見れば脳が見える。こういう部屋は、世界中でもめったにないであろう。

つまり私たちは、心には徹底的に親しんでいるが、ふつう脳には親しんでいない。だから、脳と心が本来、同じようなものだといわれると、納得できないのである。脳と心の関係は、関係を確認しようにも、日常には脳がないから、それを確認しようがないのである。そんなことはない。脳があることは知っている。そう主張するのは、あなたの心である。脳ではない。おわかりだろうか。

脳が「ある」ことを、われわれはほとんど忘れている。なぜなら、日常生活では、脳は見えない、触れない、嗅げない、味わえない、聞こえないからである。毎日、わ

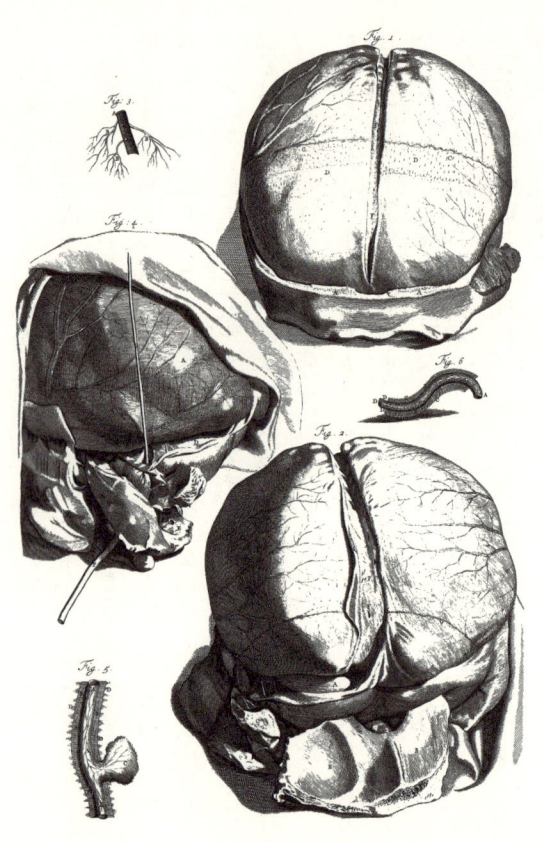

脳を取り出す（脳出し）。頭蓋の上部、専門的には「頭蓋冠」を切り取ると、硬膜が現れる。硬膜を取り去ると、軟膜や血管におおわれた脳が見える。（次ページとも、ビドローの解剖書より）

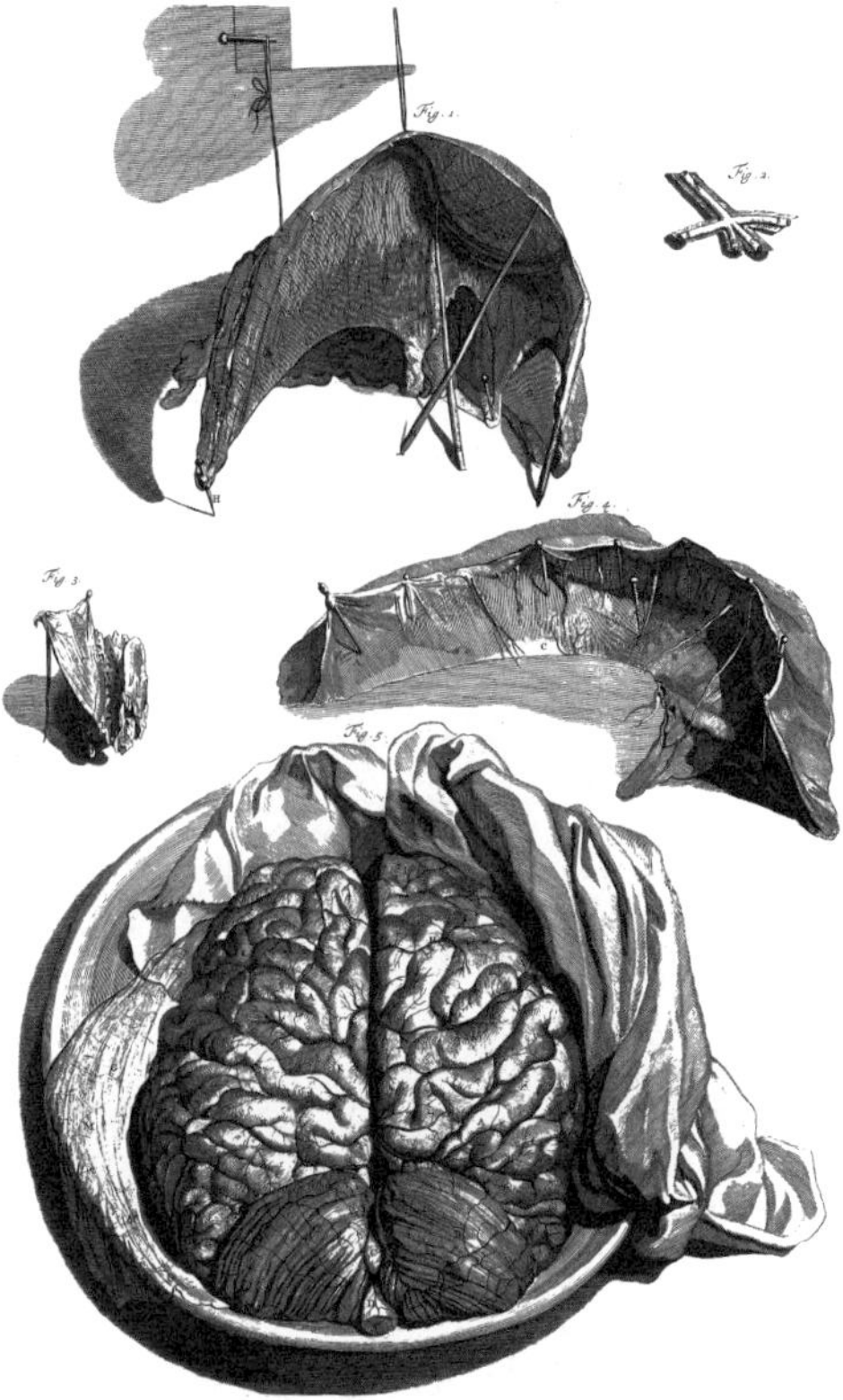

上の方に描かれた変な膜は、硬膜の一部で、左右の大脳の間に入り込んでいる。これを大脳鎌という。カマの形をしているからである。

れわれは心を「労している」ではないか。目が覚めてから寝るまで、心を使わない日はない。だから心はある意味で「特権的」存在だが、脳はそうではない。だから脳と心をじつは「同じもの」だというと、なんだか納得できないのである。

脳を「見る」

それが納得できるような実験がないだろうか。それには、脳を「見える」ようにすればいい。まず頭の皮を剝ぐ。つぎに頭蓋骨《とうがいこつ》をはずしてしまう。そうすると、硬膜と呼ばれる、脳膜の一部が見える。それもはずしてしまう。そうすると、いちおう脳の表面が見えるようになる。そのままでは具合が悪いので、ガラスかプラスティックの蓋を、骨のかわりに脳にかぶせてしまう。そうしておけば、脳がいつでも見える。ちょうどガラスの箱のなかで、アリを飼うようなものである。地面の下では、アリが巣のなかでなにをしているか、それが見えないではないか。

全員の脳が、右のような状態になると、たいへんわかりやすい。私がいまこうして原稿を書いていると、私の左の脳は赤くなっている。はたらいている脳の部分には、血液が集まって赤くなる。いま私が原稿を書いているということは、ことばを使っているということである。ところが、そのことばは、左の脳のはたらきである。だから私の脳では、左側が赤くなっているはずなのである。ガラスの蓋をしておけば、それが見える。

私が講義をしていると、学生には私の脳が見える。私は話をしているわけだから、左の脳が赤い。私の話を聞いている学生たちは、私が教壇から見ていると、やはり脳の左側が赤くなっている。なかにイヤホンで音楽を聴いている学生がいる。この学生は、皆と違って、右側の脳が赤くなっている。なかには脳全体が、なんとなく蒼白い学生がいる。この学生は、ただいま昼寝中である。こんなふうなことがわかると、脳と心がどう実際に関係しているか、少しは実感が出てくるであろう。

いま述べた例は、じつはＰＥＴ（ポジトロン放射断層撮影法）という、脳のはたらきを見る方法の基礎になっている。この方法では、脳のいまはたらいている部分に放射性物質をとりこませ、それの位置を外から調べる。はたらいている部分には血流が豊富で、そこの神経細胞が血中からものをとりこむ。ＰＥＴはそれを利用しているのである。

脳の非日常性から、脳と心のズレが生じる。それは仕方がない。それでも右のように考えていけば、脳がなければ心もないことは、あるていど納得していただけるであろう。

もちろん、そこまでいっても、宗教関係の人や、神秘主義に凝っている人は、脳のはたらきのほかに、心が存在する、あるいは魂があるというかもしれない。それはそれで結構である。ともかくわれわれが具体的に知りうることは、心が成立するためには、脳のはたらきが必要だということである。それを疑うのも結構だが、ともかくそれでは医者はできないことはたしかである。あなたが脳外科の医師であれば、脳のどこを、どのていど削ったら、なにが起こるか、それを知らなくては、どうにもならない。そういう仕事をしなくていい人が、呑気に脳と心は違うと頑張る。こういうズレは、どんな職業でも起こることだから、やむをえないと私は思っている。

意識とは何か

もう一つ、脳と心を違うと感じさせる理由がある。それは意識の存在である。意識

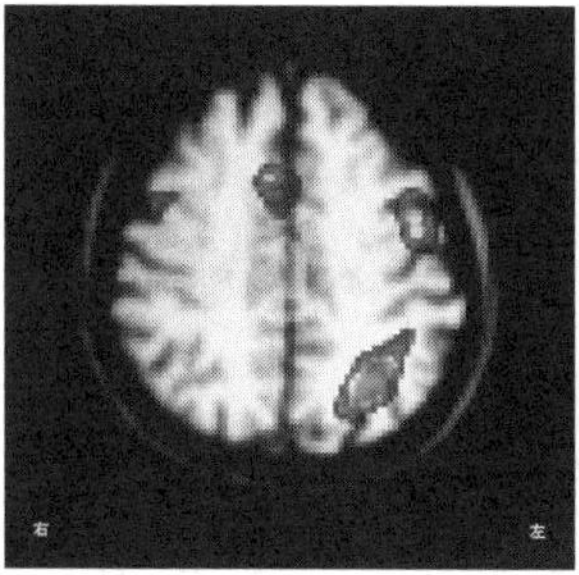

計算をしている

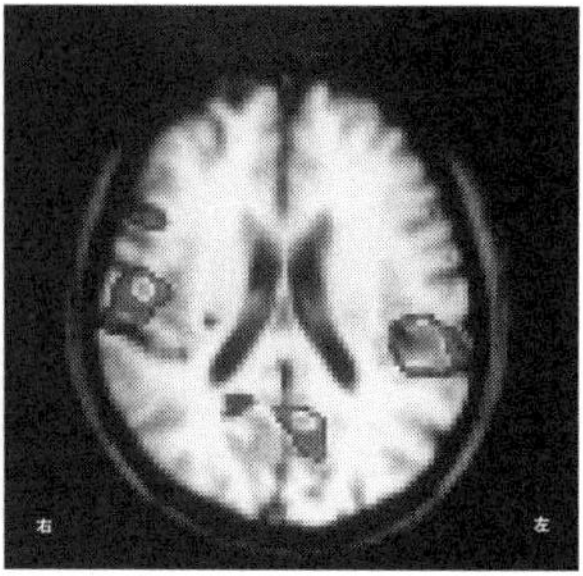

おしゃべりをしている

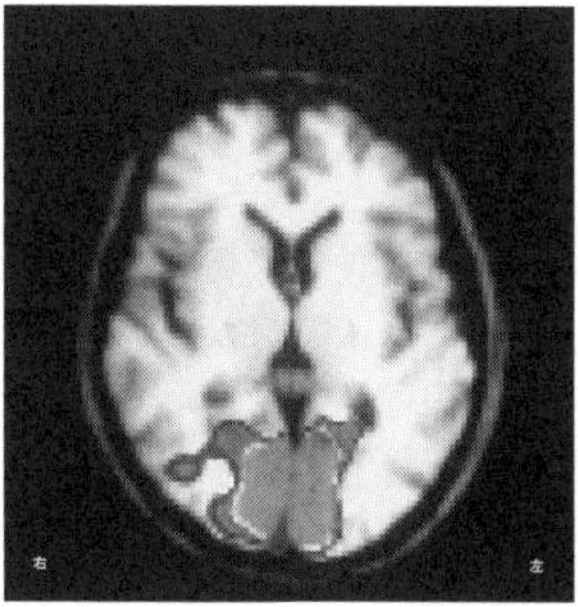

物を見ている

PET により、話す・計算する・見るときの脳活動を示したもの。（写真・秋田県立脳血管研究センター放射線医学研究部）

はあとの章でも話題になるが、脳の大切なはたらきである。ところがこれが、たいへん問題なのである。なぜなら、意識はただ一つだからである。

どういう意味かというと、私たちは自分の意識のなかで生きている。どうしたって、他人の意識のなかには入り込めないのである。その意味では、意識とはまったく唯一のものである。

唯一のものの説明はできない。なぜなら説明とは、かならずほかのものとの関連による説明だからである。イヌとはなにか。生きものだが、ネコともヒトとも違う。ワンと鳴く。ネコならニャアと鳴く。こんなふうにして、ふつうは似たものを並べて、さらにそれとの違いを説明していく。意識にはそれができない。

なぜなら、この本を読み、脳とはなにかを考え、意識とは唯一かどうかを考えているのは、意識だからである。それはあなたのもので、あなただけのものである。それをほかの例を挙げながら説明することはできない。それが意識が「唯一」だということなのである。

それなら意識を説明するのに、できることはなにか。

意識が成立するためには、なにが必要か。それを順次、挙げていくしかない。寝ていたら意識がない。酒を飲み過ぎても意識がない。頭を強く打っても意識がない。こうして常識的に考えただけでも、意識の在り方は脳の状態に依存することは、否定できないのである。

よく結論を先取りして、意識を解明することなんか、とうていできないだろうという人がある。もちろんそうだが、だからといって、まったく解明できないというわけでもない。科学の与える回答は、ただ無限に正解に近づくかもしれないということであり、これが正解だというものではない。最後の答が出ないのだから、考える必要がないということにはならない。それはどうせ汚れるのだから、掃除の必要がないというのに似ている。うちの娘は、部屋を汚していて、掃除しろというと、どうせ汚れるからしないという。そういうときに私は、どうせ死ぬんだから、いま死ね、といい返すことにしている。

こうして脳と心を関係させて考えるしか、われわれがきちんと心に近づく方法はない。それを妨げていたのが、右に述べた二つの点、つまり、(1)心は日常的だが、脳は非日常的だ、(2)意識はユニークな存在だ、ということである。さらにしかし、まだ別な理由がある。

意識と科学

科学の世界で、たいへん重要なことがまずある。それはわれわれの脳の典型的なはたらきである意識が、主観だということである。主観とはつまり、客観性が欠けるということである。だから古典的な科学、つまり十九世紀風の科学では、意識は自然科学のなかに入れてもらえなかった。そういう対象の研究は、どうぞ文学部でおやりくださいい。だからいまでも、心理学は文学部にある。文学などは「主観的」なものだから、自然科学では扱わないという約束事があったのである。心理はその主観に属すると見なされた。

それは一面では正しいが、別な面からすると、ずいぶんおかしい。なぜなら、自然科学もまた、意識を除いてしまったら、成り立たないからである。

それなら感情や情緒はともかくとしても、論理の部分だけなら、脳のはたらきは科学になるのではないか。実際にいままでは、論理的な作業はコンピュータにやらせることができる。論理的な作業が高級だと思っていたのは、その意味では間違いだった。

そういう作業なら、コンピュータでもできることがわかってしまったからである。逆にいまでは、コンピュータに可能なことはなにかを考え、それをやらせながら、脳がどのようにはたらいているかを考えることまで、できるようになってきた。ほんのわずかだが、「脳を作る」ことが部分的に、少しずつ、できるようになってきたともいえる。

以前に思われていたように、論理的な作業は高級なものではない。機械でもできることなのである。そういう見方をすれば、客観的でないといわれた「主観」のほうが、解明するのがむずかしい現象になってきたのである。むずかしい問題が高級な問題であるなら、主観のほうがずっと高級であろう。

こうしてともあれ、いまでは意識が科学の対象になりつつある。古典的な自然科学、心理学のほかに、だから認知科学などと呼ばれる分野ができてきたのである。認知科学の範囲は、実際のわれわれの脳のはたらき、あるいは計算機のはたらき、そういうものを総合的に扱うことである。こうした分野がどんどん発展をはじめたということは、古典的な意味での自然科学だけでは、もはや脳の問題は解ききれないことがわかってきたからだともいえる。

自然科学が意識を扱わないという原則があった時代には、たとえ脳を調べる専門家でも、脳を調べても心はわからないという結論を出すことがあった。有名なのは神経細胞の生理学でノーベル賞を受賞したジョン・C・エックルス、あるいはカナダ生まれの脳神経外科医で、大脳皮質の機能的な地図を描いたワイルダー・ペンフィールドである。かれらは晩年になって、「脳をいくら調べても、心のことはわからない」と主張したのである。もちろん若いときには、逆の考え方で研究をしていたはずである。

なぜこういうことが起こるか、それはむずかしい問題である。しかし、この二人の著名な神経科学者が、嘘をいっているわけではない。本気でそう感じるようになったはずである。だから、脳のことをよく日常的に知っていても、脳と心は違うという結論をだすことは、あり得るのである。

この二人の場合に、重要なことは、まず第一に二人がキリスト教文化圏の人だということである。キリスト教では、もともといわゆる心身二元論を採用しやすい傾向がある。人が死ねば、身体はこの世に残るが、魂は神のもとに帰る。たとえ意識してそう教えていないとしても、文化全体として、そうした「雰囲気」を持っている。

ある年齢に達してからは、人はどうしても死後のことを思うようになる。さらにま

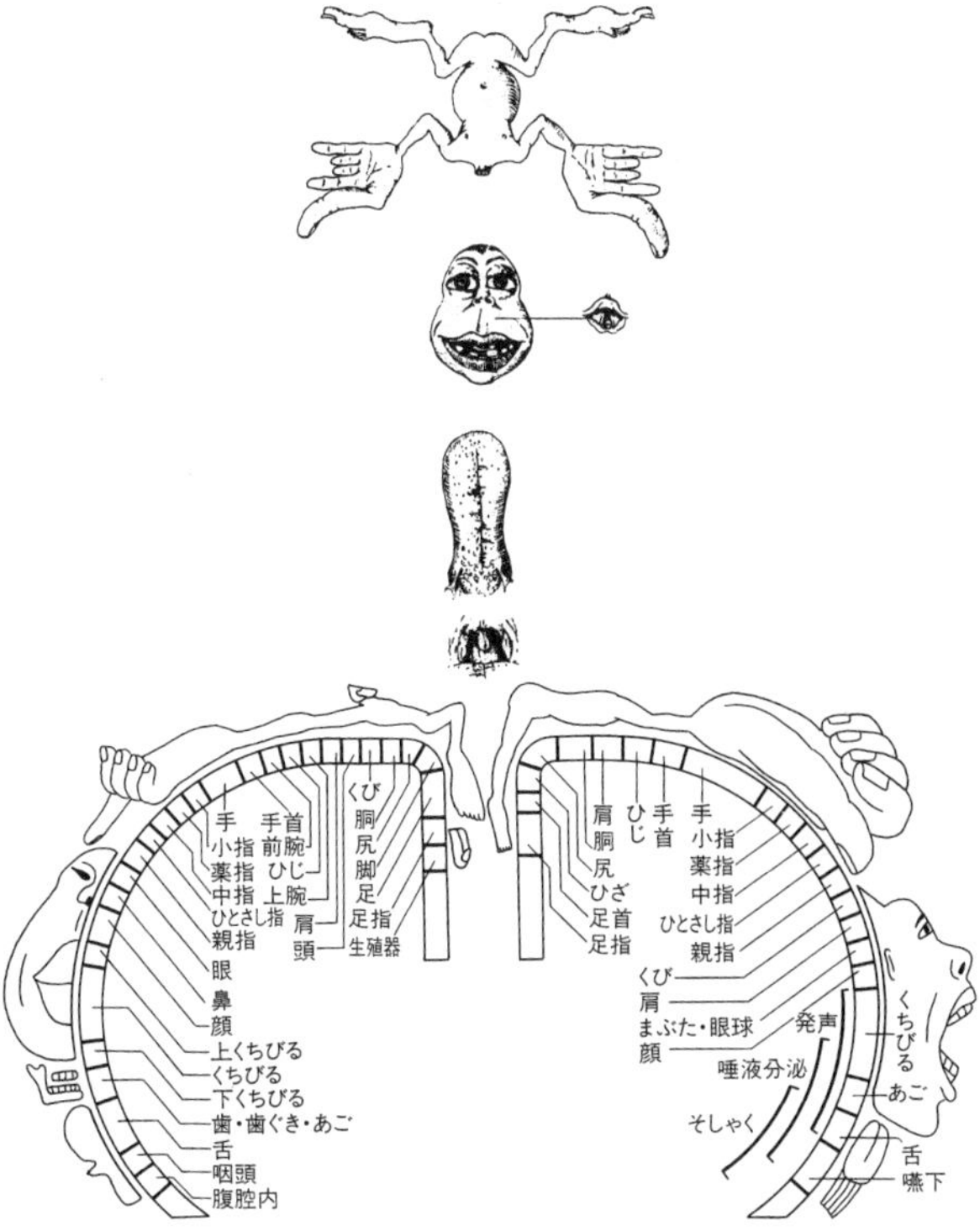

脳外科医のペンフィールドは、脳手術の際に、患者さんの脳を軽く電気刺激して、ヒトの脳の機能地図を作った。われわれの身体は、このようにして脳の中に割り付けられている。上の変な絵は、「ペンフィールドのホムンクルス」と呼ばれる。脳に割り付けられた位置、大きさに従って身体が描かれている。首が身体から「切れている」ことに注意。

た、古い文化のなかにおだやかに浸って、心の満足を得ようとする。日本でも、西欧文化を研究してきた人たちが、晩年に和服で畳の上で、純日本的生活をするのは、いっこうに珍しいことではなかった。

だから、自分の生きているあいだに、脳と心の問題が解けないことがわかるなら、心身二元論を採用して少しも不思議ではない。

さらにもう一つ、問題がある。それは、科学とはなにかという問題である。意識が科学を作っているとするなら、その意識自体が脳の機能であるということは、科学の普遍性に問題を生じる。このことはなかなか困難な問題を含んでいるので、機会があればあらためて考えてみたい。

それにしても、エックルスやペンフィールドのような優れた研究者たちが、そうした問題について考えなかったはずがない。そして、もし考えたとすれば、かれらの時代にこの難点を避ける最良の考え方は、脳と心を分離することだったのである。心身が二元であれば、つまり両者が本質的に別なものであれば、脳の自然科学的研究と、心の問題は分離することができる。

もちろん、ていねいに考えれば、脳と心は別だとする考えも、脳を調べれば心はわかっていくが、完全にわかるということはないという立場も、ほとんど同じだということに気づかれるであろう。脳と心は別だという言い方は、後者の極限を述べたともいえるからである。

こうして話は前章に述べたところに戻ってくる。すなわち科学的知識は、最終的な「真実」に到達するのか、という問いである。もちろん私はそうは思っていない。ちょうどいま地球上に存在している生物種が、同じ種のままで永遠に存続する保証はないのと同じように、いま通用している自然科学的な「事実」も永遠ではない。だからといって、いま生きている種が将来の種のもとになるかもしれないように、いま知られていると思われていることが、将来のより優れた考えのもとになるかもしれないのである。

こうして生物は進化し、考えも進化する。進化して、どこに究極的にたどり着くのか。それはわからない。そんなことを知るより前に、あなたの寿命がなくなることは保証できる。

これまで文学や哲学のなかでは、あるいは神秘主義的な宗教を主張する人たちからは、脳と心の関係について、さまざまな疑問が出されてきた。脳の科学は、そのすべてに答えることは当然できない。それでも、脳や心の理解について、どうすればわれわれの知識を進めることができるか、それについて答えることはできる。それを実証的に理解しようとすればいいのである。

もちろんそこでは、逆の問題も起こる。従来の自然科学が、たとえば意識の問題を「主観」として排除してきたことである。こんなことは、脳の科学のなかでは、もはやできないであろう。もちろん科学者であれば、私は自分の研究のなかに意識などという問題は含ませない、と個人的に決断することはできる。そうできるだけではなく、それはそれで立派な態度であろう。従来の自然科学は、むしろそういう態度をとってきた。

しかし、だれでもそうしなければならないという考え方は、もはや許されない。少なくとも、科学であれば、意識などという主観的な現象は「対象にするべきではない」という考えは、とることはできないであろう。なぜなら、科学を成り立たせているのは、われわれの意識にほかならないからである。だれも、意識のない人が、科学論文を書けるとは思わないはずである。それなら意識は科学の重大な前提であり、それを調べることは、科学の作業にならざるを得ないのである。

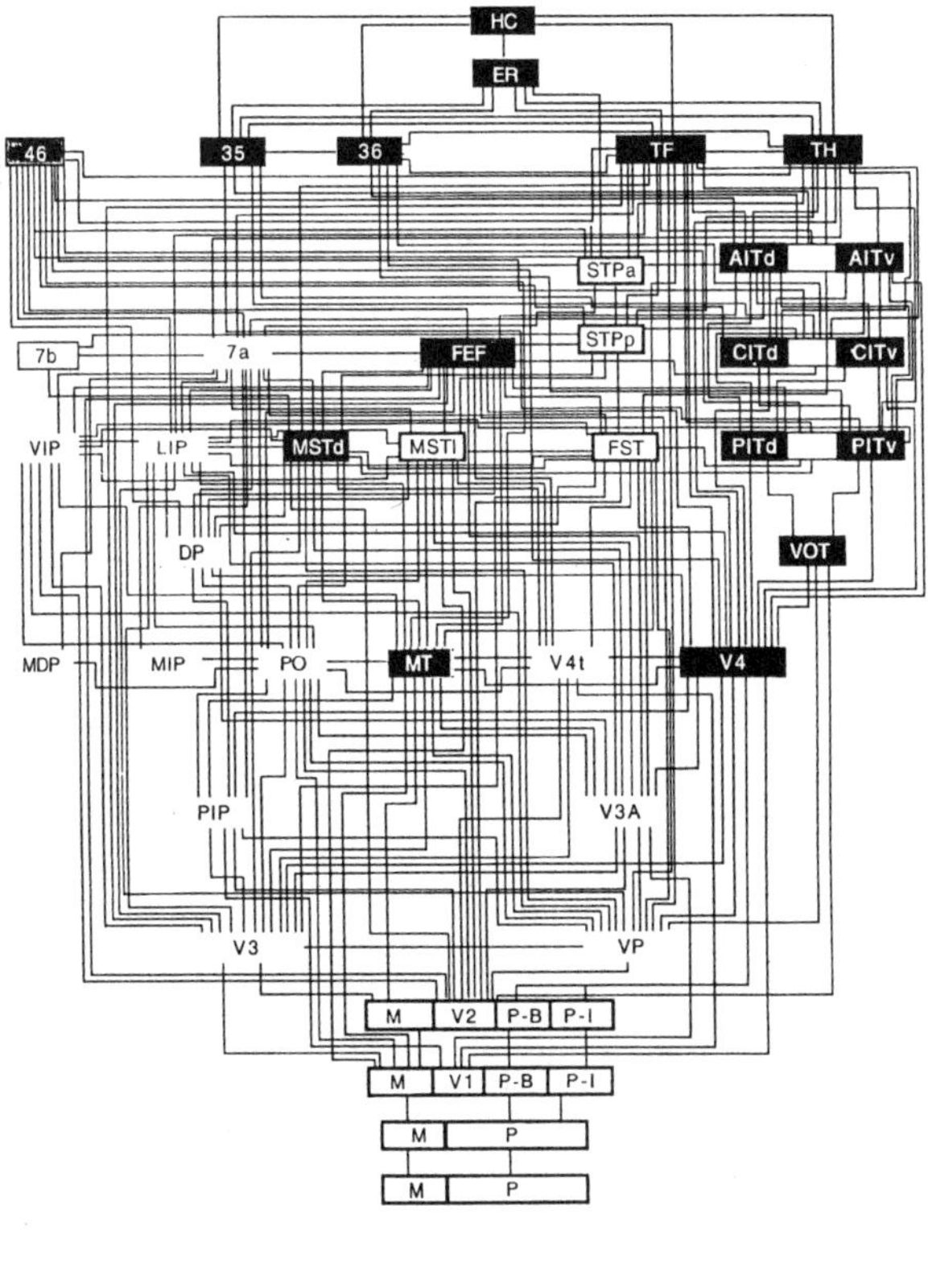

視覚に関する大脳皮質の領域が、互いにどう関連するのかを示す模式図。脳の機能の具体的な解析がいかに面倒か、よくわかる。サルの脳で調べられたもの。(フェレマン、ファン・エセンの実験より)

意識のような現象は、実証的な科学の対象にはならない。そういう考え方は、たしかに強かったと私は思う。いまでもそれが、心理学や人文科学の対象だと思っている科学者は多いはずである。もはやそれは、一種の社会的偏見というしかない。なぜならいまの科学は、社会的に統制されており、その社会のなかでの常識にそぐわない仕事は、なかなか科学上の仕事と認められないからである。多くの科学者は、単に「意識は科学の対象にしない」、そうした社会的統制に従っているだけかもしれない。

百三十億の細胞

脳と心の関係を論じた最後に、この二つの関係について、私の本音を述べておこう。脳と心がつながらない。それはある意味では当然のことである。脳は百三十億の神経細胞が含まれた、大きな器官だからである。その複雑さはじつは恐るべきものであって、単純にことばで百三十億の細胞などと一言で表現して済むようなものではない。これがどれだけ面倒で複雑な存在かは、われわれ人間が、脳などかけらも持たない大腸菌一つすら、人工的に作ることができないことを考えてもわかるであろう。問題はそこなのであって、それ以外のことではない。そこで神秘主義に逃げ込んだりするのだが、ここまで面倒なものがあるということを、そういう人は素直に見ようとしないだけである。芸術は爆発だ、といった人がいたが、科学は爆発して済むものではない。きちんと、順ぐりに、手順を踏んで理解していくしかない。まことに幾何学には王道はないのである。

第3章　脳と遺伝子

二つの情報系

脳の見方には、いろいろある。細胞生物学者なら、脳を神経細胞の集まりとして見るであろう。生理学者なら、膜電位の変化の集積と見るかもしれない。ここではそれを、まず情報系としてとらえてみよう。情報系の定義は、あんがいはっきりしない。だから定義はあとのことにして、ともあれ脳を、たとえばコンピュータのように、情報の入出力に関わるものとして考える。

広い意味で情報系をとらえると、生物はそれを二つ持っているともいえる。一つは遺伝子系で、もう一つは神経系、すなわち脳である。脳という情報系の性質を考えるに先立って、まず遺伝子系がどのような性質を持つか、それから考えてみよう。

遺伝子は何を決めるか

私たちは人間として生まれてくる。別段なんの努力をしなくても、そのまま育てば大人になり、ふつうの人間の形になってくる。それは親に似ているということでもあり、親ばかりではなく、そのまた親、そのまた親という具合に、先祖に似てしまうのである。こうした類似は、親から子どもへ、情報が伝えられたからだと考えることができる。

これを遺伝というのはご存じの通りで、そうした先祖代々からの情報を担っているのが遺伝子系である。そこでわれわれは、ヒトならヒトの特徴を生み出す、ひとそろいの遺伝子の集団を考えることができる。それをゲノムと呼ぶ。イヌはやはりイヌを生み、カエルの子はカエルである。これもまた、イヌのゲノム、カエルのゲノムによって、情報が伝えられていると考える。

そうした情報はどこにあるのか。ゲノムにある。ゲノムの重要な成分は、いまではDNAという物質だということが知られている。ともあれそのゲノムが、受精卵のなかに用意されれば、その卵が発生してヒトであれ、イヌであれ、カエルであれ、ゲノムの性質に従って親を作るのである。だからわれわれも、それぞれの個人が、一セットのヒト・ゲノムを、たぶんそれぞれの細胞のなかに持っている。

それではこのゲノムは、どのていどのことを決めてしまうのであろうか。皆さんは一卵性双生児を見たことがあるかもしれない。前に紹介したエーリッヒ・ケストナーの作品に『ふたりのロッテ』というのがある。これに出てくる双子はソックリで、そのためにいろいろな面白い事件が起こる。

こうしたソックリの双子は、ふつうは一卵性双生児である。これはもともと一つしかなかった受精卵が、発生のときのなにかの都合で、二つに割れたものである。そのために同じ一つの卵から、二人のヒトができてしまう。ところがもとの卵が一つだから、その卵のなかにあるゲノム、遺伝子のセットは、ほとんどまったく同じである。つまり遺伝子のセットが同じだと、顔かたちがあそこまで似てくるわけである。

そう思うと、遺伝子はずいぶん細かいところまで決めているのだということが、よくわかってくるであろう。なにしろ双子である当人たちがそのつもりになれば、親だってだませる。それほどよく似ているからである。でも形が似ているだけでしょうが。それだけではないと思う。形が似ているということは、この場合、はたらきも似ているということである。その理屈はむずかしいから、長くはいわないが、形とはたらきの関係は、ちょうど脳と心の関係と同じなのである。脳は形で、心ははたらきだともいえるからである。

それでは、遺伝子が基本的に決めてしまう具体的な形質とは、いったいなんなのだ

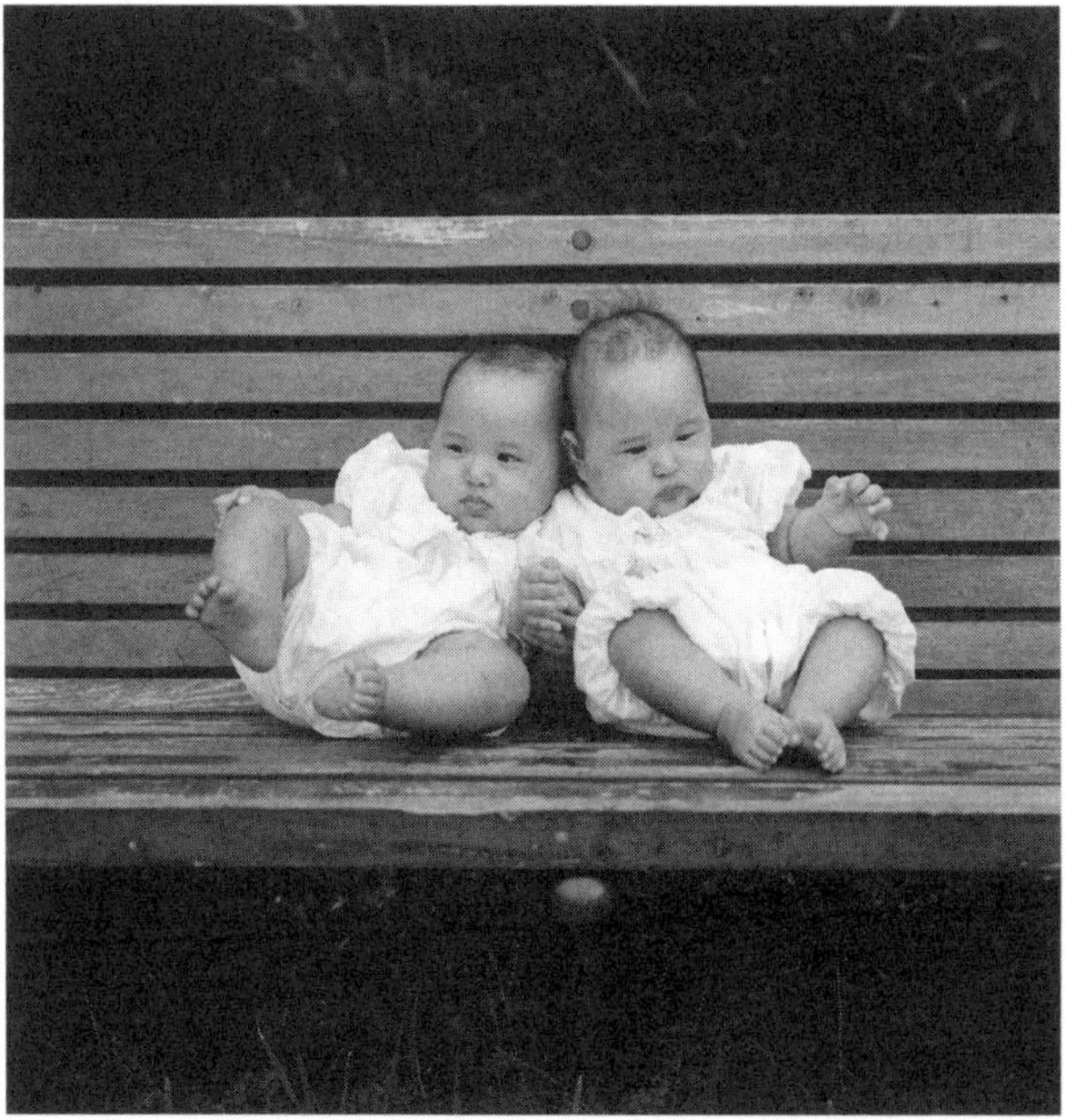

一卵性双生児は、遺伝子という情報系の決定する範囲をよく表わしている。（写真・若松布美子）

ろうか。それは細胞の性質である。ヒトの身体が細胞からできていることは、よくご存じであろう。細胞は生きているものの、最小の単位ともいえる。大腸菌も、一つの細胞である。

ただしウィルスは細胞ではない。だからウィルスは、自分が増殖するために、生きている細胞をかならず必要とする。ウィルスだけが存在しても、「ある」というだけで、別に生きものとしての活動をなにかするわけではない。水を飲んだり、呼吸をしたり、要らないものを外に出したり、自分で増えたりしない。だからやはり「生きもの」の最小単位は、細胞なのである。

その細胞の性質が、ほとんど遺伝子で決まる。だから、細胞の性質に「還元する」性質、つまり細胞の性質から説明できる性質は、すべて遺伝子系に依存していると考えてほぼ間違いないのである。

医学や生物学に詳しい人なら、身体のなかには、遺伝子系と神経系のほかに、まだ情報系があるのではないの、と疑うかもしれない。たとえば免疫系《めんえきけい》とか、内分泌系《ないぶんぴつけい》とか。

免疫系は外から体内に入ってきた異物を「認知」し、それに対抗する作用をあらわす。要するに細菌やウィルスが入ってくれば、それを殺そうとするのである。自分のものと、外からはいったものを「区別」できるのだから、これも情報系じゃないの。そうもいえる。しかしこの免疫系という情報系は、細胞のはたらきにもっぱら依存している。身体のなかに入ってきたものが、異物か否かを「認知する」といっても、その認知には脳はいらない。この認知は、遺伝子系の性質に「還元する」ので、遺伝子系という情報系のはたらきの一部と見ていいのである。

内分泌系はホルモンを分泌し、そのホルモンが身体のさまざまな部分にやってきて、そこの活動を活性化したり、抑えたりする。ホルモンこそ、その意味では、まさしく「はたらけ」とか、「はたらくな」という情報を運ぶ分子である。しかしこれも基本的には細胞のはたらきであり、従って遺伝子系に還元するのである。

それが証拠に、いまでは免疫学を研究しても、内分泌学を研究しても、結局は遺伝子の研究になってしまう。利根川進氏は免疫の研究でノーベル賞を受けたが、その研究は要するに遺伝子の研究だったのである。

遺伝子が先か、脳が先か

このことは、現在の脳の研究の、ある意味でのわかりにくさの原因にもなっている。なぜなら、脳も細胞でできているからである。現在の生物学は、細胞の研究が主体になっている。だから脳の研究も、脳の研究というより、脳の細胞たとえばニューロンの研究になることが多い。

ニューロンというのは神経細胞のことで、「ニューロ」という接頭語は神経を意味しており、「オン」という語は単位を意味している。だからニューロンとは、神経単位という意味である。神経系は神経細胞が集まってできたものだから、その基本単位として、神経細胞をニューロンと呼ぶのである。

ニューロンの性質は、基本的には遺伝子の性質に還元する。だからニューロンについて知りたいと思えば、遺伝子の研究がどうしても必要なのである。それなら、遺伝子を調べたら、脳のことはすべてわかるのではないの。だって、神経系の基本単位がニューロンといったじゃないの。

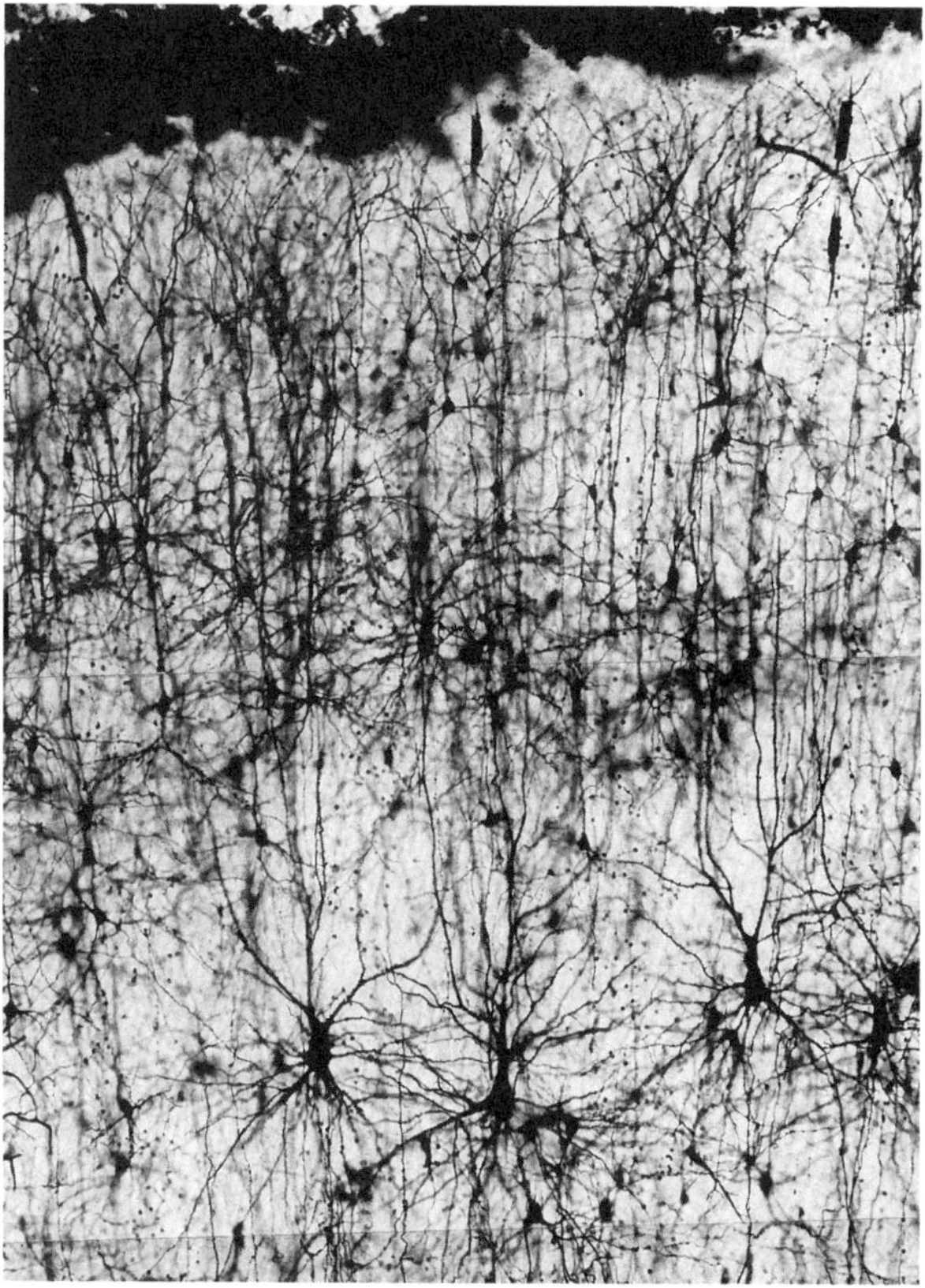

ゴルジ染色により、大脳皮質のニューロンの一部を染め出したもの。全部のニューロンが染まると、視野全体が真っ黒になって、わけがわからなくなる。ゴルジ染色では、一部のニューロンしか染まらない。(写真・萬年甫)

その通りでもある。つまりわれわれは、ニューロンの性質を知らなければ、脳を完全に理解することはできないはずである。それは当然のことで、たとえばサルとヒトはたしかに違う。その違いを作っているのは、根本的にはゲノムで、だからサルとヒトの脳の違いも、遺伝子系の違いによるのである。それならわれわれは、遺伝子系の性質を知ればいいか。

ここは意見の分かれるところである。遺伝子系の性質として脳を調べることが、脳について確実なことを知る、ほとんど唯一の方法だ。これがもっとも極端な一方の側の意見である。もう一方に、遺伝子系の性質だけを調べたのでは、いちばん大切な脳のはたらきはわからない、という意見がある。多くの人はその中間で考えている。遺伝子系も大切だが、神経系独自の性質も大切だ、と。

このことは、次のような単純な例から、了解できるであろう。それは神経系は遺伝子系がなければ、そもそも生じてこない、ということである。ヒトの脳がヒトの脳になるのは、すでに述べたように、ヒトのゲノムがあるからである。したがって、遺伝子系はどうしても欠くことができないということになる。ところが、あなたの脳を完全に麻酔してしまえば、あるいは壊してしまえば、遺伝子とはいかなるものか、という議論すらできなくなってしまう。ほとんど脳死状態になるからである。神経系がなければ、遺伝子とはなにかとか、遺伝子系と神経系とどちらが重要かとか、そうした議論そのものが「消えて」しまう。それでも遺伝子は残っているではないか。そうだと思う。現に細菌や植物は、神経系がなくても生きており、存続しているからである。それにしても、脳がなければ、脳の科学、遺伝子の科学そのものが消えてしまうではないか。ゆえに、われわれはどちらを無視するわけにもいかない。

これは、単一の原理で世界を説明したい人には、さぞかしイライラする状況であろう。この世の中には、ただ一つの原理でものごとを説明したいという「願望」が強い人がたくさんいる。キリスト教にせよ、イスラム教にせよ、突き詰めてみれば、唯一絶対の神を信じる。ものごとの説明は、そこで一つになる。だからもしどうしても一つの説明が欲しいのであれば、宗教に向かっていただくしかない。

何度も繰り返すが、科学に唯一絶対などはない。ときどきそれを誤解する人がいて、科学的に証明された事実だというと、ほとんど唯一絶対の真実だと思う人がある。それは間違いである。さらに、意地悪く考えてみれば、唯一絶対の神を信じることができるというのは、信じているのが自分なのだから、そこでは自分が唯一絶対になって

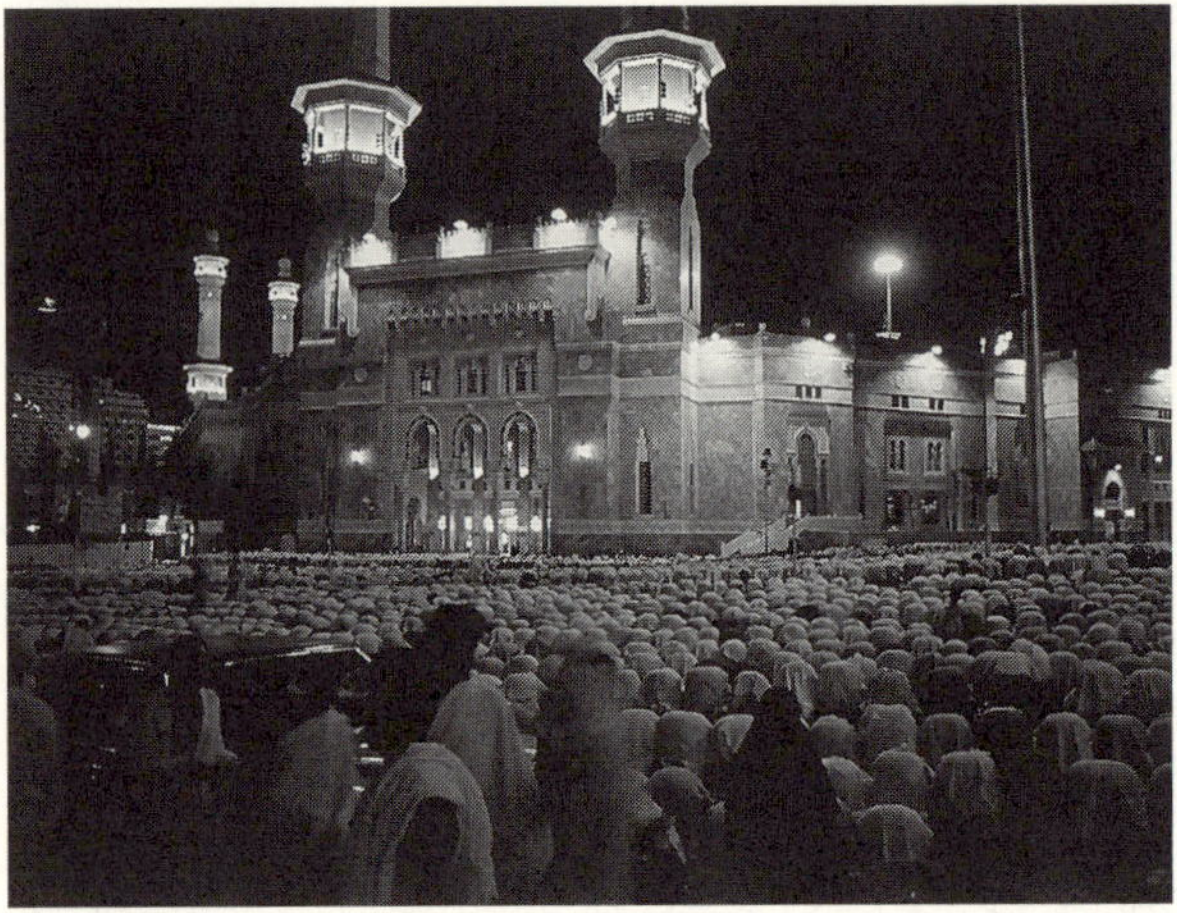

イスラム教の聖地メッカで礼拝をする人々。イスラム教は偶像崇拝を禁ずるから、唯一絶対神の「姿」はない。(写真・門田修)

いるわけである。それは間違いなく「科学ではない」。信仰である。信仰はご存じのように個人の自由だから、それについてなにかを強制する必要はない。だから唯一絶対を信じていいのだが、その部分は科学ではなくなる。

こうして結論的には、われわれは遺伝子系と神経系という、二つの情報系を持っていると仮定することが、当面いちばん便利な考え方だということになる。現代生物学の多くの部分は、遺伝子系という情報系の性質を知る作業である。科学の専門雑誌をみれば、いかに多くの論文が遺伝子系を対象として扱っているかが、たちどころに理解されるであろう。

それじゃあ、神経系の科学はいったいどんなものなのか。すでに述べたように、医学や生物学の領域での神経系の研究も、多くはニューロンの研究である。それならそれは主として遺伝子系の研究だということになる。では、神経系そのものの研究はどこにあるのだろうか。

脳の中の法則性

さてここで、神経系という情報系がなにをするのか、科学との関係でそれを考えてみる必要がある。科学とは、なにはともあれ、ある前提、あるいは法則の上に築かれている。たとえば論理である。論理が通らなければ、科学にはならない。論理が通らないという議論が科学になるためには、それは、少なくとも論理が通らないということを、論理的に証明するものである必要がある。そうした論理を基礎づけているのは、どういう学問か。それは数学であろう。当然のことだが、数学は実験室で証明することはできない。「頭のなかで」証明するだけである。本当は頭のなかだけではなく、紙と鉛筆がいる。この注釈はほとんど冗談に聞こえるかもしれないが、あとであんがい重要なことだとわかるであろう。

それはともかく、数学とはなにか。これが典型的な脳の機能であることを疑う人はあるまい。それに似たものとして、論理学や哲学がある。これらが数学と違うところは、記号よりも言語を重視することである。それにしても、こうした数学、論理学、哲学などは、なにをしているのかというなら、脳の法則性を脳が調べているということであろう。その意味ではこれらは、典型的な脳の科学、神経系の科学なのである。

そういう科学は、脳のなかでは成り立つ。厳密にいえば「意識のなかでは」成り立つのである。もちろんむずかしい数学になると、ほとんどの人の脳のなかでは成り立たない。というより、成り立つのか、成り立たないのか、それすらわからないのである。だから数学が脳のはたらきだとは、ふつうの人はあまり思えないのであろう。あんなむずかしいもの、俺の脳のはたらきであるはずがないじゃないか。それは直観としては正しそうに思えるが、やはり間違っている。われわれはそれが成り立っていることを自分で証明できるのに、意識がそれを理解できないということは、しじゅう経験するからである。

たとえばネコを屋根から放り出す。そうすると、ちゃんと四本の足で着地する。あるいはあなたに灰皿を持たせて、目の高さまで上げて、止めておきなさいという。そんなことは、だれでも簡単に実行できる。これはどういうことか。

こうした動作はすべて、古典力学的な動作である。ネコの例は古典力学では「自由落下」の問題だし、灰皿の例は「釣り合いの条件を満たす」という問題である。古典力学はとてもむずかしくて、東京大学の理科系の入試問題は、何十年もその範囲だけから出題された。それでも毎年、ちゃんと学生を選別できる。そういうむずかしい学問を知らなくたって、ネコの脳も、あなたの脳も、古典力学をきちんと「理解」して行動しているのである。

それなら古典力学がネコやあなたの脳のなかに、「なにかの形で」入っていることは間違いないはずである。ただそれが古典力学という形で、「意識的に」取り出せないだけのことなのである。それを意識的に取り出せる人が、物理学者や数学者になる。

それでは数学はすべて「正しい」か。数学としては正しい。たとえばリーマン幾何学という変な幾何学がある。これはこれでちゃんとした幾何学である。そこではある直線外の一点を通って、その直線に平行な直線は無数にあるという。もちろんユークリッド幾何学では、それは一本しかないという。あなたがＪＲに勤務しているとする。新しい路線を作るのでレールをひかなければならないが、レールの一方をひいておいて、もう一本については、そのひき方は無限にあるはずだと主張するであろうか。もちろんしないと思う。リーマン幾何学に即したと称して、どうしてもそれを主張するなら、クビになるか、すくなくとも病院に入る覚悟がいるであろう。

脳のなかで成り立つ規則が、外の世界でも成り立つか。それを吟味することが、じつは物理や化学でいう「実証」なのである。数学はたしかに頭のなかでは成り立つ。しかしそれが外の世界でどこまで成り立つか、それは確かめてみなければわからない。だからこそ物理や化学が成り立つのである。

そしてこうした学問は、徹底的に実証を重視するのである。つまり実証とは、脳のなかの規則と、外の世界の規則とを、対応させる行為なのである。その対応がつけば、われわれは安心して飛行機を飛ばすことができる。もちろん飛行機はちゃんと飛ぶ。ただし頭のなかでまったく考えないで、飛びたいからといって飛行機を勝手に設計すれば、それはまず間違いなく墜落する。

こうして科学の世界では、脳のなかの法則性と、外の世界の法則性を対応させる作業が、ながらく続いた。もちろんいまでもそれは続いている。多くの人は「それだけが」科学だと思いこんでしまうほどに、それは有効に続いたのである。

では哲学とはなんだろうか。哲学はことばを使う。数学と哲学のいちばん違うところはそこである。ことばを抜いてしまうと、哲学は成り立たない。つまりことばを使った脳と世界の法則性の探求、これが哲学なのである。このうち「世界の探求」のほうは、しだいに実証科学に置き換えられていった。だから哲学から自然科学が発生するのである。

残った哲学はことばを使って、ああでもない、こうでもないという。そのああでもない、こうでもないが、脳のはたらきにもっぱら言及していることは、哲学者を見ればわかる。どの実験室でも、どこの工場でも、どこの農園でも、哲学者が働いているのを見ることはまずないからである。身体をほとんど使っていないように見える以上、なにもしていないか、頭を使っているか、どちらかに決まっている。しかし哲学者がときどき本を書くところをみると、頭を使っているに違いないという結論が出る。

学問と脳のはたらき

数学、論理学、哲学などが、脳の科学だというのはわかった。物理学や化学は、それを「実証する」ものである。では、それ以外の学問はどうか。たとえば心理学は、押しも押されもしない、脳の科学そのものである。文学はどうか。じつは文学もまた、脳の科学である。むちゃくちゃをいうな。だってあれは、感情とか情緒とか、要するに主観的なものを扱うものでしょうが。感情や情緒は、典型的な脳のはたらきです。「主観」もまた、脳のはたらき。それでなけりゃ、なんのはたらきだというのだ。じゃあ、社会科学は。これらも脳の科学である。社会は脳が作るからである。

多くの動物が、それなりの社会を作る。アリはアリの社会を作り、チンパンジーはチンパンジーの社会を作る。そこで通用する法則は、アリの脳の法則であり、チンパンジーの脳の法則であるはずである。アリの社会は、遺伝子が作っているんじゃないの。そうともいえるが、直接にはアリの脳が作っている。なぜなら、巣に出入りしている、あの小さなアリを一匹捕まえてきて、小さくてむずかしいけれども、脳を出して手術する。このアリを巣に戻したら、アリが精神病院を持っていれば、この手術されたアリは、そこに入れられるに違いないからである。それよりなにより、巣に戻れないか、戻れてもただちに追い出されるであろう。

アリを代表とする昆虫では、よく知られているように、行動が遺伝的に固定している。これを昔は本能と呼んだ。それでもアリの行動を直接に支配しているのは、遺伝子ではない。脳である。ただ昆虫の場合には、遺伝子が変化すれば、脳が変化し、ゆえに行動が変化する。その間にあまり可塑性《かそせい》がない。融通がきかないのである。だか

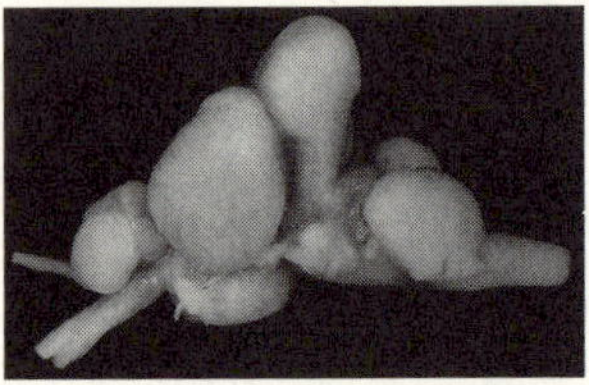

コイ

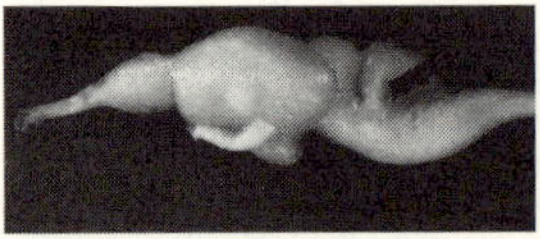

イシガメ

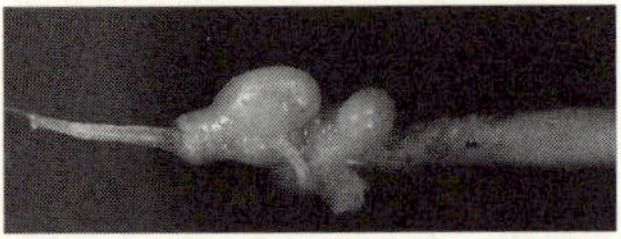

ガマガエル

ダチョウ

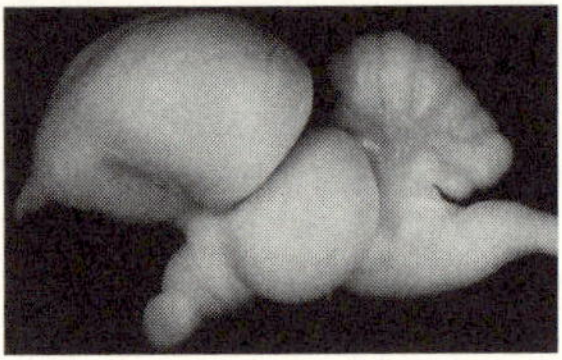

ニワトリ

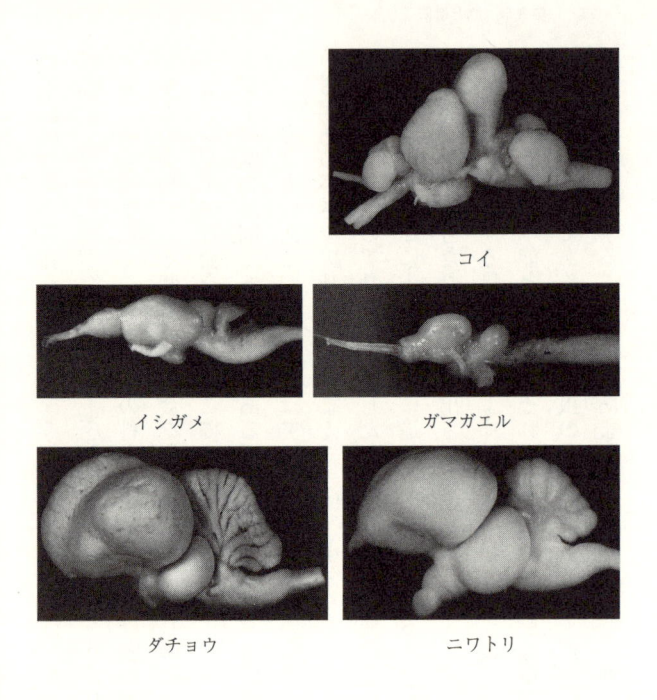

いろいろな動物の脳。違うように見えるとすれば、基本的な作りは同じである。同じように見えるとすれば、それぞれ違う機能をもっている。発生上は要するに一本の管で、それがねじ曲がり、部分的にふくらんで、脳ができる。(以下76ページまで、写真・神谷敏郎)

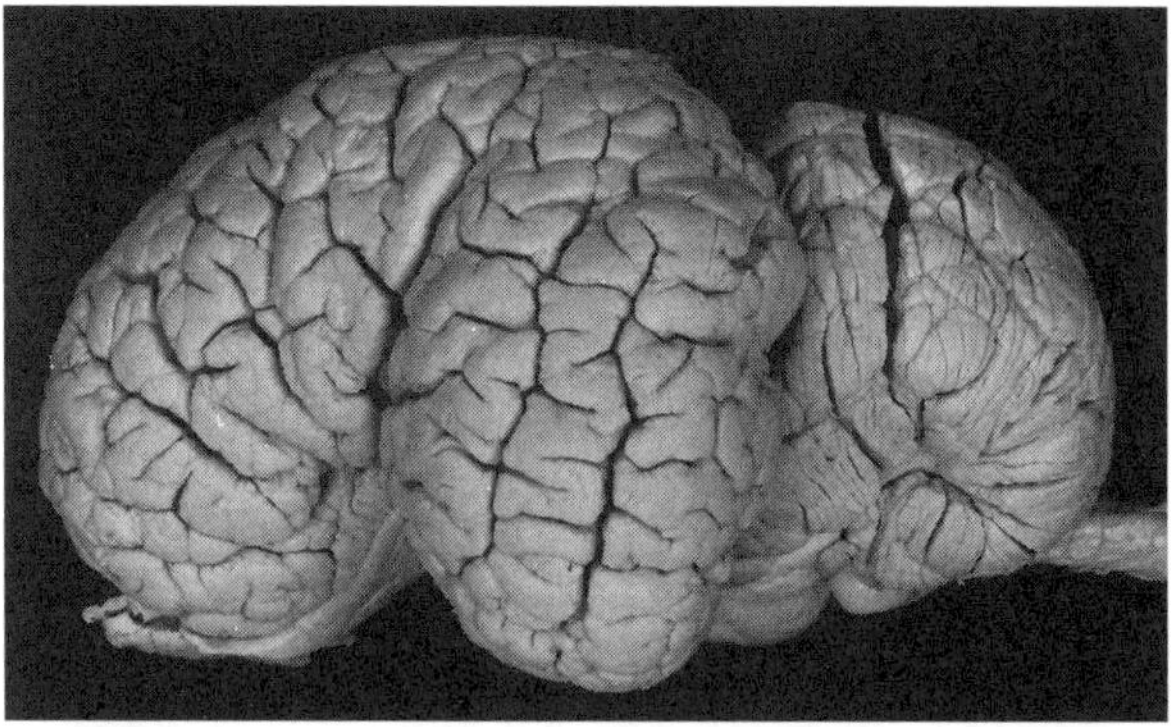

ゾウ

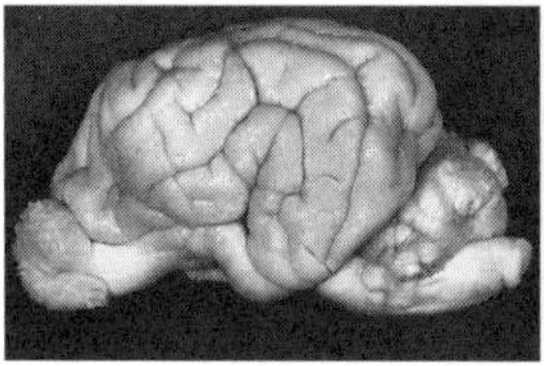

イヌ

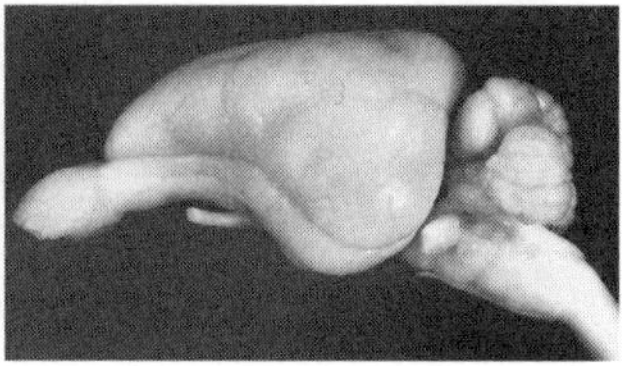

ウサギ

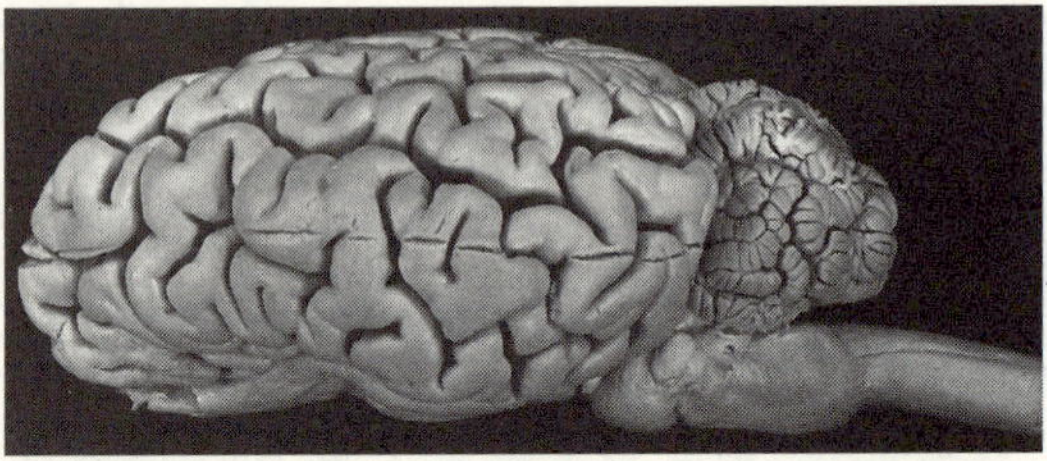

キリン

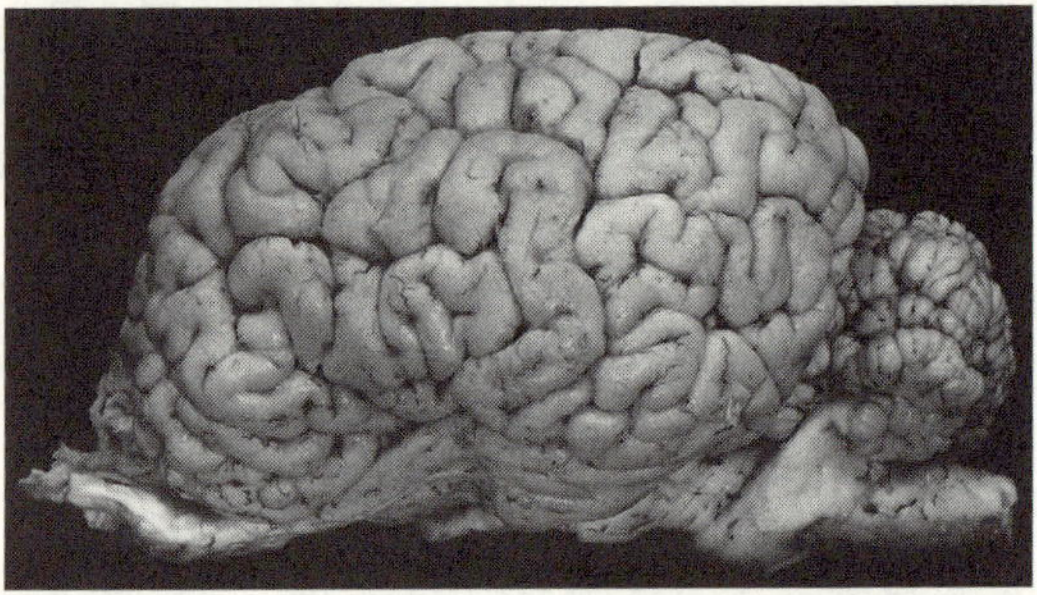

ウマ

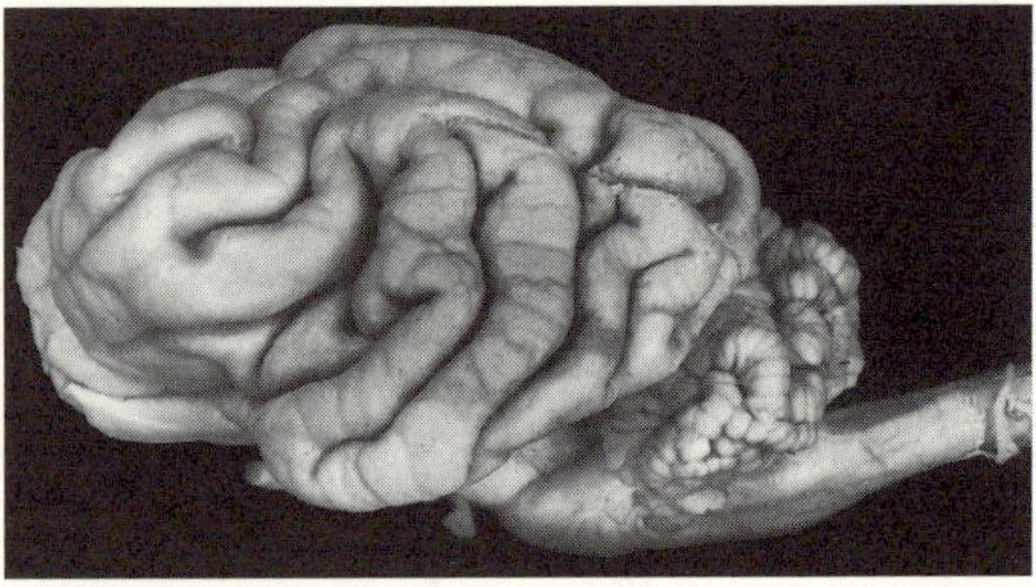

ライオン

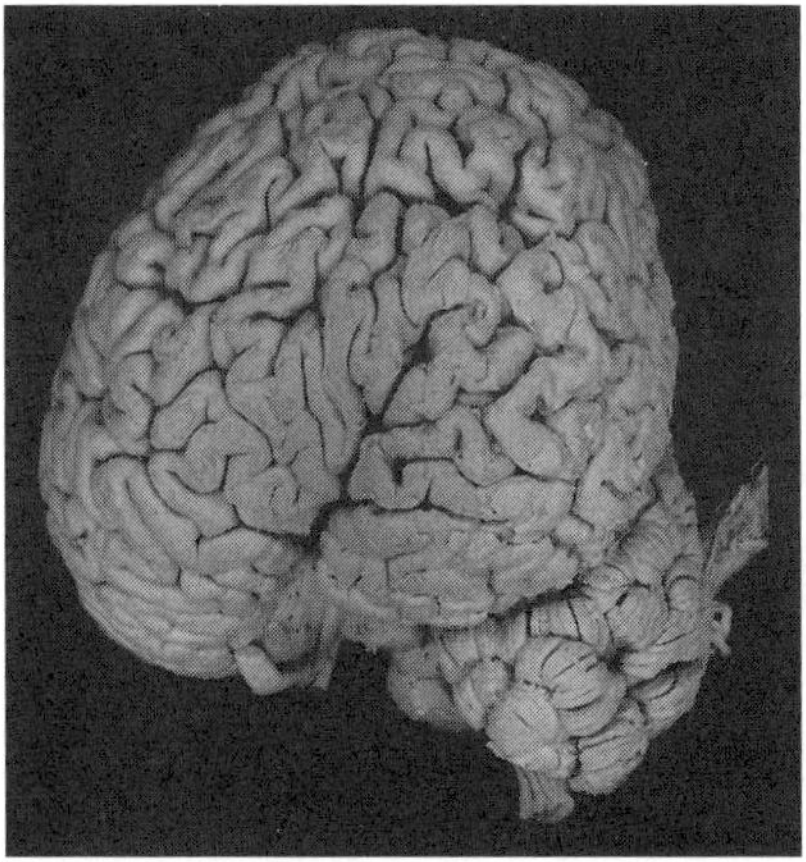

クジラ

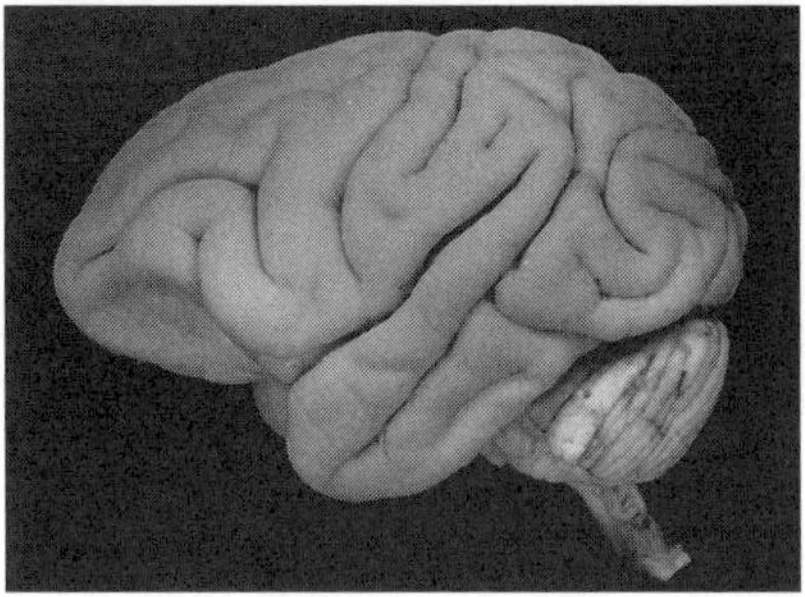

テナガザル

脳の大きさと動物の「利口さ」は、必ずしも平行しない。

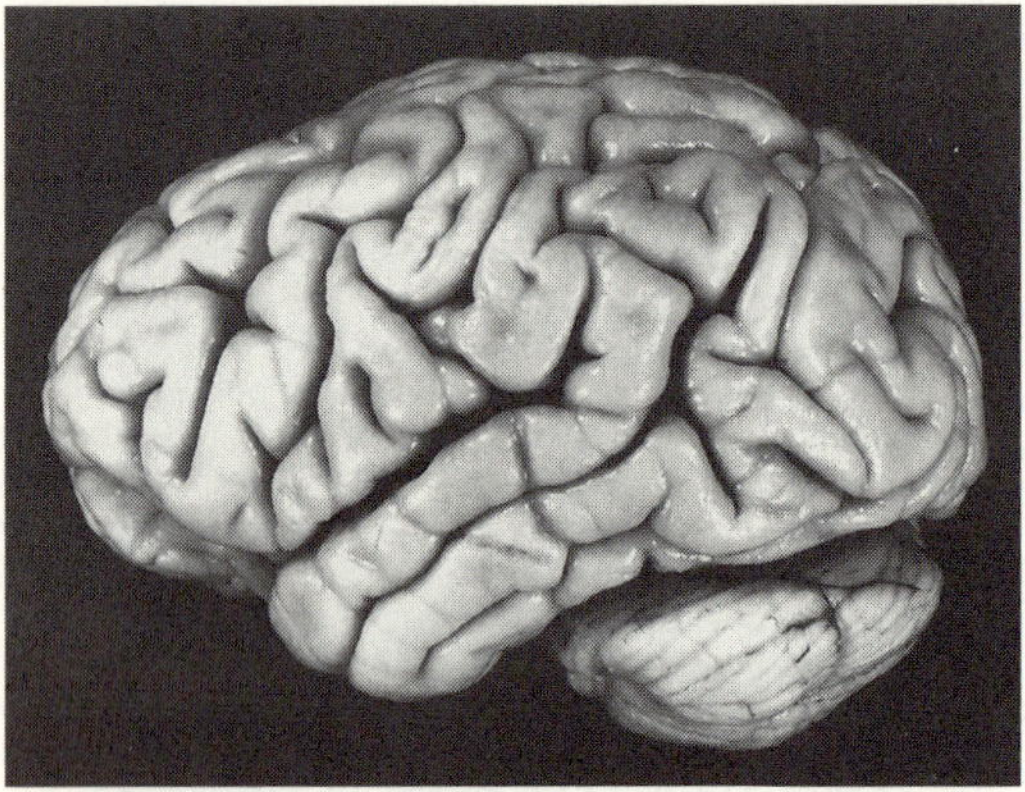

ゴリラ

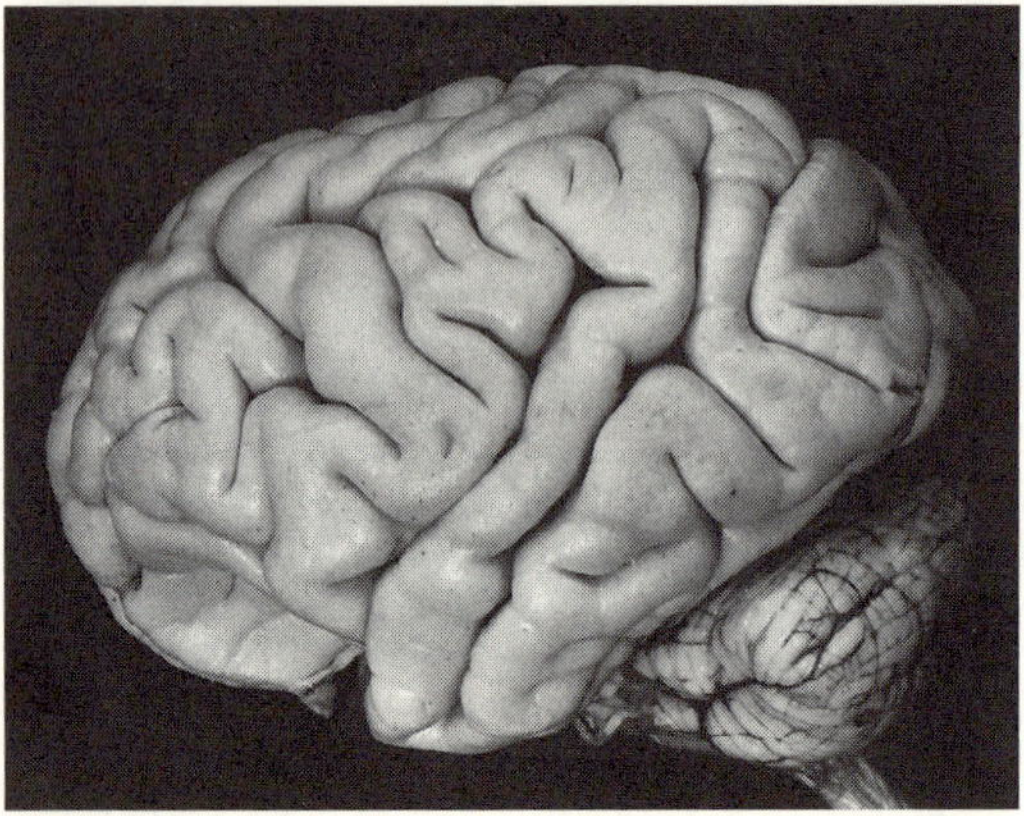

オランウータン

この辺りの動物の脳は、ヒトによく似ている。大きさは容量にして、ヒトの三分の一くらいである。

ら昆虫の行動を脳が支配すると考えようが、遺伝子が支配すると見なそうが、それほどズレが生じないのである。

こうして社会の規則は脳の規則だと考えるなら、社会科学とわれわれが呼ぶものもまた、なんのことはない、脳の科学だとわかる。歴史学はどうか。歴史は社会の成り立ちと経過を考えるもので、それなら脳の法則を調べるものであろう。そのうえ、われわれの一生はたかだか百年しかない。その一生のうちに、千年、二千年という社会の歴史を、まとめて語ることができるという歴史学者こそ、脳のはたらきを探求しているとしか、いいようがないではないか。歴史学者個人の一生に比較したら、十倍以上の時間にわたる、数千万倍の人数の人たちの事績を、まとめて語ろうなどというのは、脳でなくては考えないことである。そもそもそんなことができると思うのが、脳の悪い癖なのである。それが証拠に、ただいま現在、われわれが生きている社会すら、歴史学者はどうなっているか、説明してくれないではないか。

整理してみよう。これまで科学といわれてきた領域は、まず脳の法則性そのものを探求する数学、論理学、哲学などに分かれる。つづいてそれが外界の現象とどう対応するかを探求する実証科学、物理学や化学に分かれる。さらに生物学になると、そうした実証科学として、遺伝子系の科学が生じる。

それに対して、心理学、文学、教育学など、人文科学に属する分野では、主として個人の脳のはたらきを調べているのだが、もちろん調べている人に、そういうつもりはほとんどない。さらに社会科学は、脳の法則性によって成立する社会現象を調べる。こうして脳すなわち神経系という情報系の科学とは、じつはほとんどがこれまで脳の科学とは思われていなかった、人文科学や社会科学という領域の話だということがわかる。

コンピュータの発達によって、これらの分野もコンピュータを多用するようになってきた。コンピュータとはなにか。これは脳のはたらきを、外部に意識的に延長したものである。コンピュータがたいへん有効だということを考えても、人文・社会科学という分野は、脳のはたらきを中心の対象とする分野だとわかるのである。

第4章　知覚と運動

知覚という入力、運動という出力

情報系としての脳は、入出力系と見ることができる。この場合、入力とは、知覚あるいは感覚と呼ばれるもので、一般には五感というほうが通りがいいであろう。出力とはもちろん行動だが、それを突き詰めると、筋肉の収縮になる。行動が筋収縮だというと、ふつうの人は奇妙に思うかもしれない。しかし、そういうしかないのである。筋肉にできることは収縮だけで、その筋肉が伸びるためには、逆のはたらきをする筋、すなわち拮抗筋《きっこうきん》が収縮しなければならないのである。

もちろん、脳からの出力をいちばん一般的に考えるならば、ホルモンを出すというような、化学物質の放出が基本だと考える必要がある。実際に筋収縮の場合でも、神経筋接合部という神経と筋の境界部分に、運動神経繊維の末端から最終的にアセチルコリンという物質が放出され、その影響で筋収縮が生じるからである。そう思えば、脳からの出力とは化学物質の放出だといってもほぼ正しいのである。ほぼというのは、そうではなくて、電気的にのみ末梢に影響が伝わる部分が、ないとはいえないからで

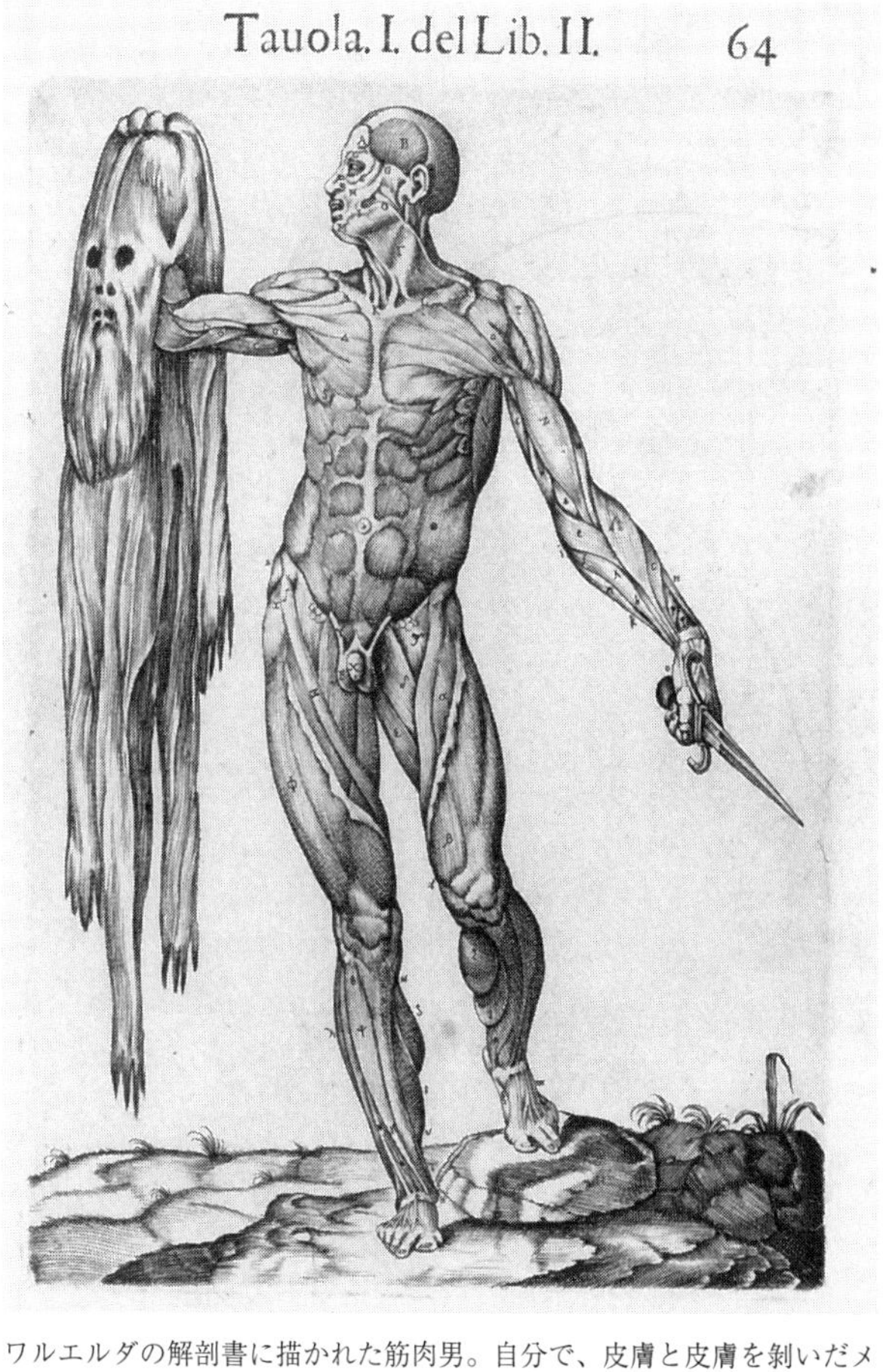

ワルエルダの解剖書に描かれた筋肉男。自分で、皮膚と皮膚を剝いだメスを持っている。

ある。ただこの話題は、あまりにも専門的に過ぎる。

五感からの入力があり、それが脳のなかで処理されて、筋肉からの出力が生じる。こういう大ざっぱな見方で、情報系としての脳をとりあえず捉えることができる。五感からの入力は、もちろん脳のなかで消えてしまうこともあろう。いちばん極端な場合には、「心頭を滅却すれば火もまた涼し」といって、入ってくる情報を脳は徹底的に消してしまう。そんなことが本当にできるかというなら、わからないというしかない。しかし「消す」ことが可能であることは、ニューロンの連結には、興奮性だけではなく、抑制性のものが多いことからも、あるていど推測できる。

ニューロンはつぎつぎにシナプスを介してつながっているが、前のニューロンから後のニューロンへのつなぎ目、すなわちシナプスでは、前のニューロンの興奮がつぎのニューロンの興奮を助ける場合と、つぎのニューロンの興奮を抑制する場合に分かれるのである。この作用は、シナプスによって、どちらかに決まっている。都合によって変わるというわけではない。一つのニューロンは数千ないしそれ以上のシナプスを受けているから、このニューロンの興奮は、こうした興奮性、抑制性の多数のシナプス活動の総和が、いわば正になるか負になるかで、定まってしまう。

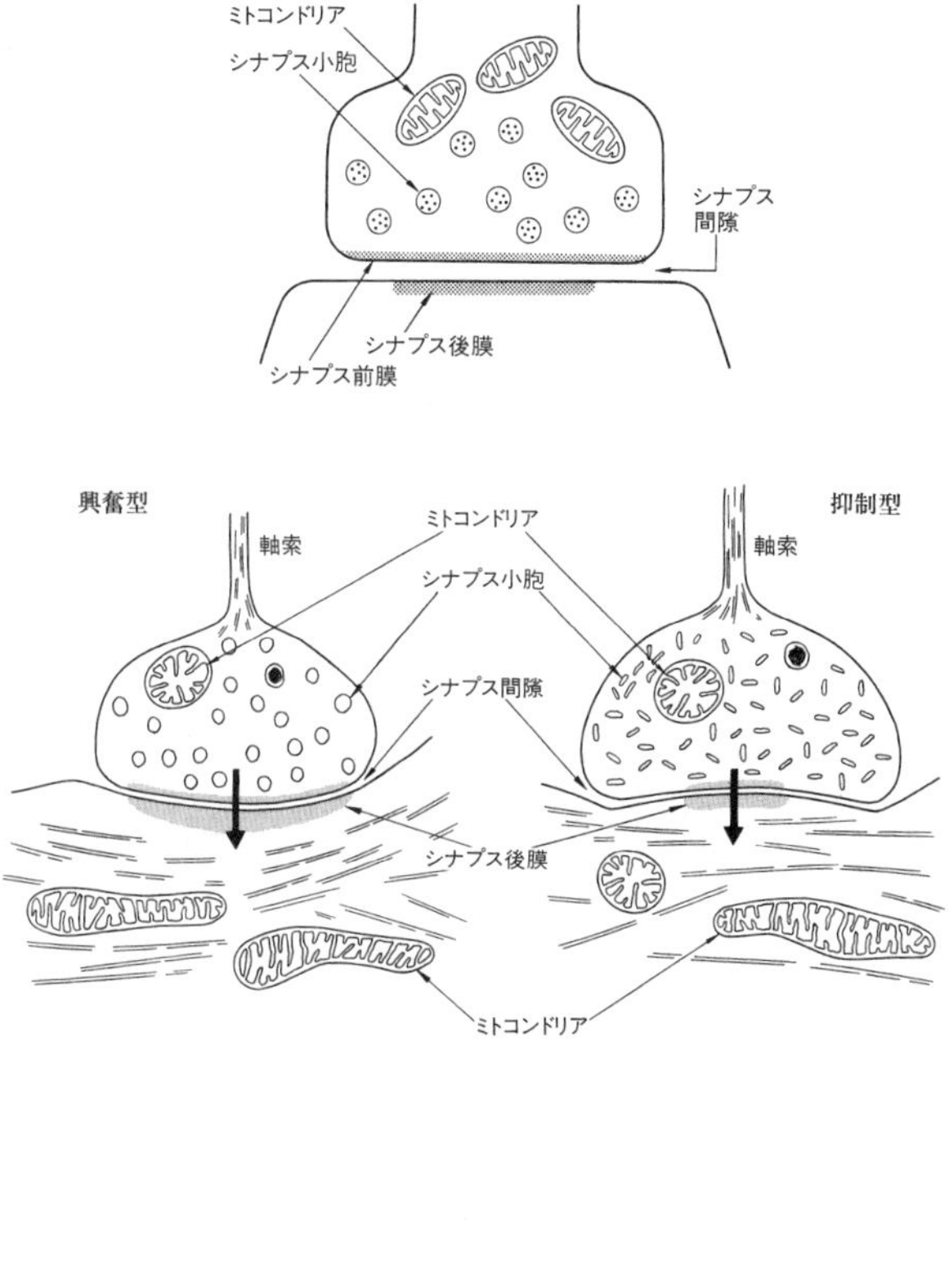

シナプスの模式図。軸索の末端がふくらんで、次の神経細胞の表面に接する。軸索のふくらみの中の小さい袋は、興奮型と抑制型で形が違っている。この袋に伝達物質が入って運ばれる。(クリック『DNA に魂はあるか——驚異の仮説』などをもとに作成)

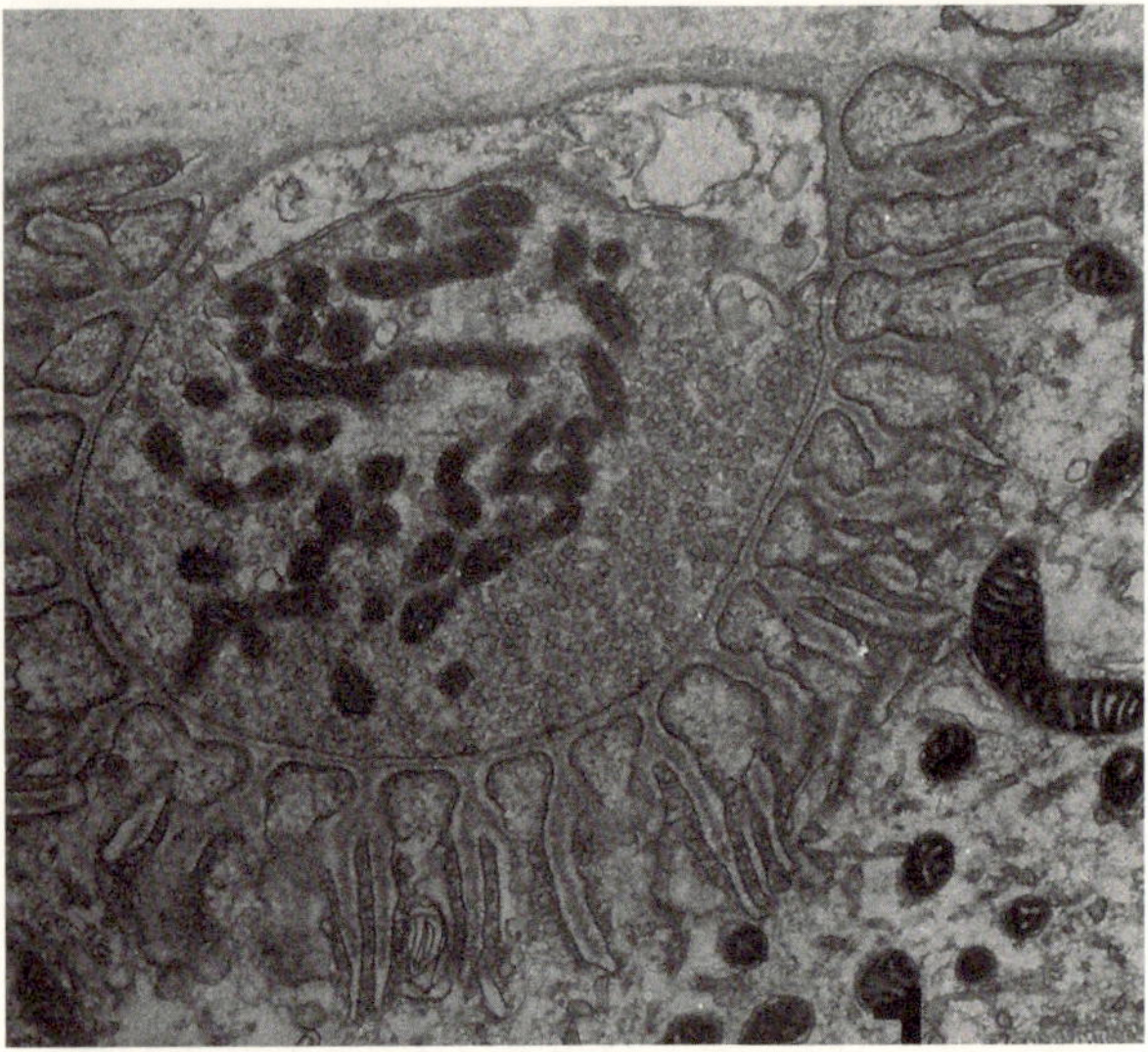

神経と筋肉の接合部。これも広義のシナプスである。(電子顕微鏡写真・廣川信隆)

脳の記憶、遺伝子の記憶

こうした知覚入力は、さらに記憶に蓄えられる。記憶にはさまざまな種類があって、単純にわれわれが日常、ただ記憶と呼んでいるのは、脳のはたらきを考える上では、はなはだ不十分である。昔、『心の旅路』（一九四二年）という映画があった。これはいわゆる記憶喪失の人を描いたものだが、こういう人では、自分の過去の記憶が失われてしまう。自分がどこのだれで、どこに住んでいて、結婚しているかどうか、子どもがいるのかどうかなどを、すっかり忘れているのである。ところがこういう人でも、他人の話はわかる。ことばは話せるのである。ということは、ことばは忘れていないわけである。だから過去の記憶を取り戻すという、冒険物語がそこからはじまることが多い。

こうしたふつうの人が記憶だと思っている記憶、これはエピソード記憶と呼ばれるものである。これをあんがいわれわれでも忘れることがある。同窓会でこんなことがあったといわれて、そんなことがあったっけ、などという問答をよくしているから、おわかりであろう。ほとんどエピソード記憶だけが失われるのが『心の旅路』であり、これは強い精神的外傷に伴って、まれに見られる障害である。

そのほかに、長期記憶と短期記憶という分類がある。長期記憶とは、三年以上にわたる過去の記憶で、これはなかなか失われにくい。この記憶に脳の海馬と呼ばれる部分が大切な役割をもっていることは、臨床的によく知られている。じつは両側の海馬を手術で破壊した例で、手術より三年以上前の記憶なら残っているが、それ以降の記憶がまったくなくなったという人が知られているのである。もちろん新しいことは覚えられない。

つまり手術前三年から現在までのあいだに知り合った人は、いつ出会っても「はじめまして」なのである。手術の三年以上前から知っていた人であれば、もちろん「知り合い」である。これは脳に蓄えられている記憶が、三年という長い時間かかって、長期記憶として定着するのではないかということを意味している。いったんそうなった記憶は、なまじのことではなくならない。それはボケてきた老人でも、古い記憶はよく保持されていることがあるので、おわかりであろう。すでに述べたケストナーの母親の例でも、自分にエーリッヒという息子がいたことはよく覚えている。ただ目の前にいる見知らぬ大人が、じつはそのエーリッヒだということがわからないのである。

短期記憶とは、それよりも短い記憶である。トイレに行こうと思って席を立ち、途中で何しに立ったかを忘れる。こういうことは、若い人には、ふつうはない。しかし歳をとると、そういうことが起こりがちになる。トイレの場合には、たとえば緊張した膀胱が脳にひっきりなしに入力を与えているので、なんのために席を立ったかを忘れても、膀胱からの入力が絶えず用件を思い出させてくれる。そういう用件でないときに、本来の用件を忘れるのは、私はもはや年中である。これを解決するには、立つ前の状態に戻るしかない。そこまで戻ると思い出す。

たとえば私の場合には、パーティーの最中、灰皿を取りに立つ。灰皿に行き着くまでに、だれかに話しかけられ、そのまま灰皿を忘れて席に戻る。あるパーティーでは、これを三回繰り返した。かなり記憶は危なくなっている。これはもちろん老化現象である。だれかに話をして、その話はよく覚えているが、当の相手にその話をしたかどうか、それは覚えていない。これもしじゅう起こることである。

日本語ということばを、われわれはどこかで最初に覚えたはずである。ところがそれがいつ、どこでなのか、それを覚えていない。つまり「日本語」ということばの記憶に、日時と番地がついていない。話の内容は覚えているが、相手に話したかどうか、その記憶がないというのは、これに似ている。記憶につけた番地の記憶が先になくなるのである。

このほかにも、別な記憶がある。それはからだで覚えるという種類の記憶である。日本語ということばを、口に出す。これはかなり歳をとっても可能である。それができなくなるのは、運動性失語症といって、脳の特定の部分が壊れるときに生じる。運動としてのことばが、うまくできなくなってしまう。これも考えようによっては、ある種の記憶の障害であろう。そうした見方をすると、記憶というごくふつうに使っていることばの正体は、あんがいむずかしいとわかる。

からだで覚える記憶の典型は、泳げるようになる、自転車に乗れるようになるという、身体技能の獲得である。いったん泳げるようになれば、泳げなくなるということは、まずない。自転車に乗れる人は、いつでもまた乗れる。さきほどの長期記憶が障害された人でも、こうしたからだの記憶は失われないし、新しく覚えていくこともできる。練習をすればいい。当人は練習したことは忘れてしまうが、練習の結果上手になれば、その技能はちゃんと保持される。このように考えてみれば、記憶が一種類ではないことが、よく理解できるであろう。

遺伝子系もまた、一種の記憶装置とも見ることができる。先祖代々の記憶が、そのなかにしまわれているからである。どうやって目を作り、耳を作り、からだ全体を作りあげるか。設計図を記憶しておかなくても、遺伝子系はそれをきちんと実行する。そうかといって、それがうまくいかない場合も、遺伝子の組み合わせによっては起こってくる。

われわれヒトの遺伝子は二万個足らずであるといわれているが、各個人はそれを二組ずつもっている。一組は母方から、もう一組は父方に由来する。たとえば血液型の遺伝子であれば、A、B、Oの三種類があって、その二つを各個人がもつことになる。それだけでもAA、AB、AO、BO、BB、OOという六種類になることがわかるであろう。二万の部位について、それに似たことがあるわけだから、それぞれの個体のもつ遺伝子の組み合わせは、さきほどの一卵性双生児のような場合を除けば、確率的に同じにはならない。まったく同じ組み合わせはないといっていい。

それなら、個人の性質を決めている特定の遺伝子の組み合わせは、極端にいえば、宇宙に一つというていどの特異なものでもある。それなら、無事に成人することができない遺伝子の組み合わせだって、そのなかには十分にあり得るのである。その意味では、流産は論理的にはなくならない。それでもヒトはヒトを作るから、全体としては大きな「ヒトである」という縛りがゲノムにかかっているわけである。この祖先からの「記憶」が具体的にどういうものか、それはまだわかっていない。

ともあれ、ここでわかることは、神経系であれ、遺伝子系であれ、記憶は情報系の基本的な機能の一つだということである。脳という情報系が、どのていどアテになるものかは、かなり大きくこの記憶という働きに依存することは、直観的にわかるであろう。

出力系は一つしかない

五感から情報が入って、処理され、場合によっては記憶される。それが出力するときには、筋の運動となり、行動となる。われわれの出力系は、意識的には、すなわち随意的には、筋運動しかない。このことは、神経系という入出力装置を考えるために、重要なところである。人によっては、脳からの出力として、テレパシーとかテレキネ

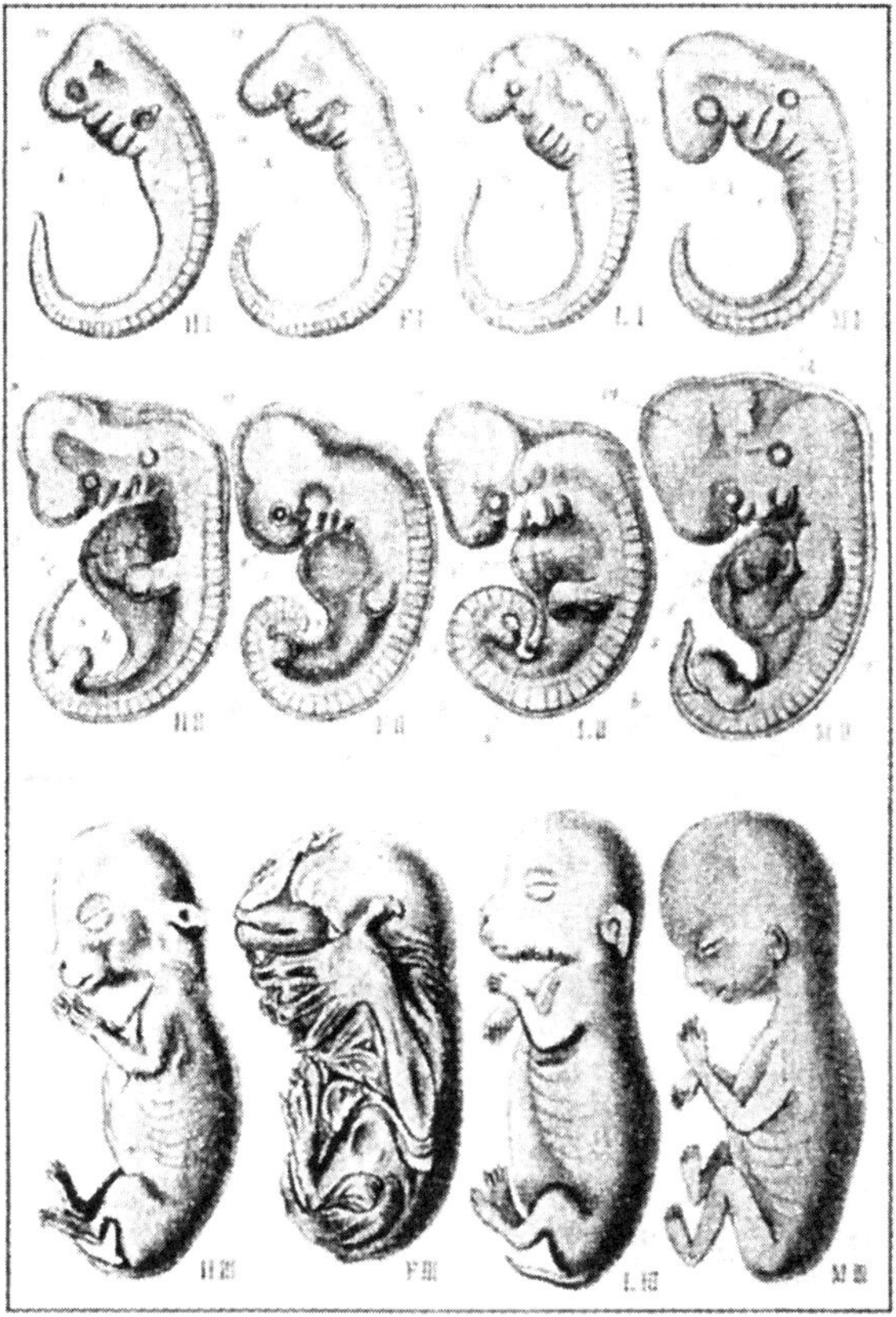

「個体発生は系統発生を繰り返す」これをヘッケルは生物発生基本原則と呼んだ。多くの学者はこれを信じない。

ーシスのような超能力を考えるかもしれない。これはかなり真面目に調べられてきたが、どうもあまりはかばかしい証明は出てこない。話としては面白いが、実際にはとりあえず無視していいであろう。

出力が運動しかないというところから、臨床的には面倒な問題が起こってくる。たとえば宇宙論のホーキング博士は進行性筋萎縮症《きんいしゆく》だが、これが進行すると、呼吸が不可能になる。以前なら、呼吸ができなくなる前に、痰がきれないとか、さまざまな問題が起こって患者さんは死亡した。現在では、たとえ呼吸ができなくなっても、すでに述べたように、人工呼吸器を使えば、延命は可能である。

ところがここに大きな問題がある。この問題は進行性筋萎縮症だけに止まらない。筋萎縮性側索硬化症《そくさくこうかしよう》という病気もある。これは大脳皮質の運動領から脊髄にある運動神経細胞に命令を送る経路が、しだいに壊れていくという病気である。この経路は、大脳皮質運動領のニューロンの軸索《じくさく》から成り、脊髄では脇の部分を通ることから、側索と呼ばれる。ここが壊れていくと、患者さんはしだいに随意運動ができなくなる。知覚系はなんともないから、話せばわかるし、字も読める。しかししだいに、からだが動かせなくなって、寝たきりになる。そのうちには、看病する人が、動く部分を探さなければならなくなるほどになる。やがて呼吸ができなくなるのも、筋萎縮症だから同じである。

そこで人工呼吸器をつけたらどうなるか。

生命は維持できる。しかし最後には、からだのどこも動かなくなる。それで意識はどうなるのか。わからない。なぜなら、われわれは他人に自分の意識を伝えるために、筋運動しか出力系を持たないからである。その筋が動かなくなれば、自分の考えを伝えることができない。まったくできないのである。

目が動けば、話しかけて、イエスなら目を動かしなさいということができる。その目が動かなくなったら、舌がまだ動く。それなら、たとえば痛かったら、舌を出しなさいということはできる。その舌もいずれは動かなくなる。最後に残ったのは、ある患者さんの場合、肛門を動かす筋だった。これは解剖学では、外肛門括約筋《がいこうもんかつやくきん》と呼ばれており、もともとは腸の平滑筋《へいかつきん》だったものが、横紋筋《おうもんきん》に変化したものだと見なされている。だからこういう病気になかなか強いらしい。そこでやむをえず、肛門に手を当てて、患者さんの返答を聞いた。やがてその肛門も動かなくなる。そうなればもはや、意志の疎通はできない。

旦那さんの看病をしている奥さんで、それでもできると頑張る人もある。それはほとんど超能力の類か、あるいは無意識の反応を読み取るしかないはずである。たとえば血管の運動で、顔がいくらか赤くなるとか、ならないとか。

ともあれここでわかることは、脳という入出力系では、意識的には、出力の種類が一つに限られているということである。右のような患者さんでは、いまでは、たいていの場合に人工呼吸器をつけない。まだ意志の疎通ができるうちに、呼吸器をつけるとどうなるかを説明して、つけないように説得するしかない。もちろん、自分の意志が一切表明できなくても、生きていたい。そう思う人もあるかもしれない。それはそれで仕方がない。その状態がどういう状態であるか、まだそこから帰ってきて、説明してくれた人はいないのである。もしわれわれが、なにかの形で、脳から出力を取り出すことができれば、この問題は解決する。

われわれのからだは「よくできていますねえ」という人が、ときどきある。右のような例を見ていると、それほどよくできているとはいえない。入力については、五感というくらいで、最低でも五種類はあるわけである。どれか一つが壊れても大事件ではあるが、ともかく入力が完全になくなるわけではない。

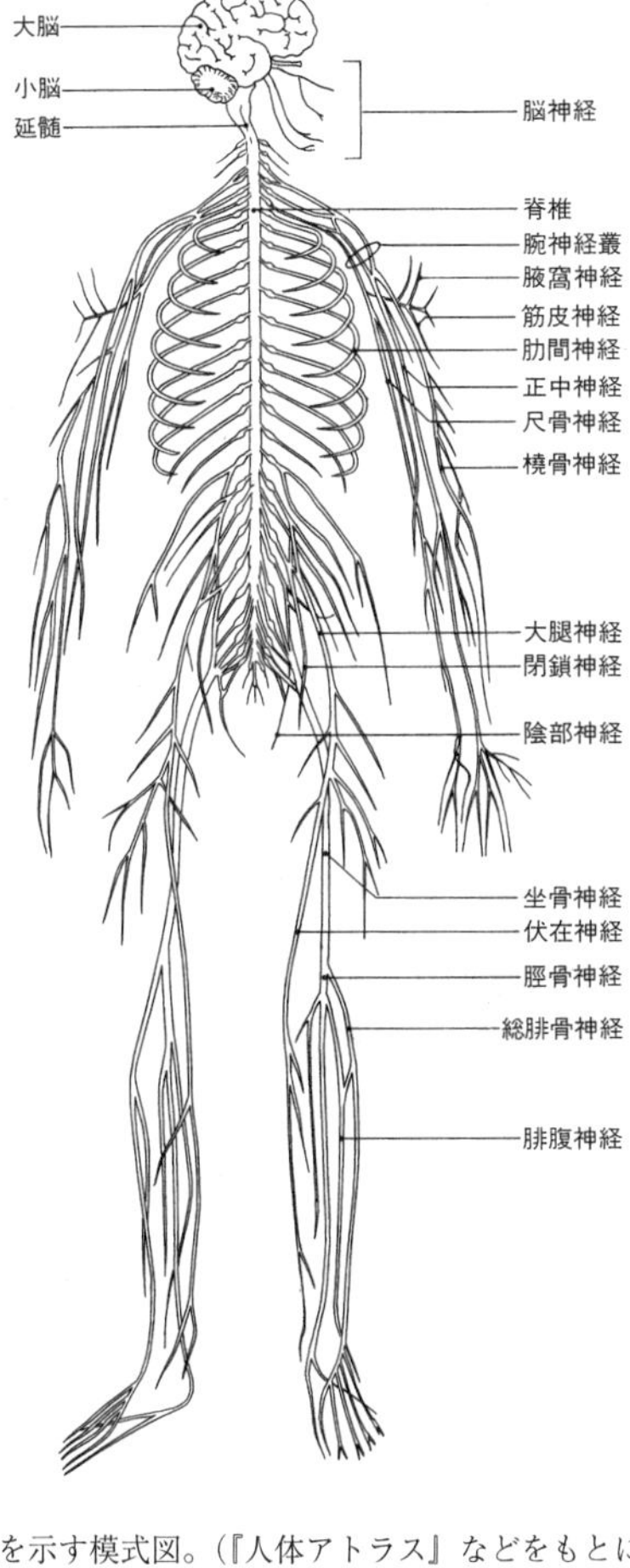

神経系を示す模式図。(『人体アトラス』などをもとに作成)

だからヘレン・ケラーの話がある。彼女は目も見えず、耳も聞こえなかったが、最後には触覚を利用して、ことばがわかるようになった。しかし、いくらヘレン・ケラーでも、筋肉が動かなければ、どうにもならない。コミュニケーションと呼ばれるもの、これは意識的には、まったく随意運動に依存するのである。

脳の情報処理と行動

入出力系としての神経系の、もっとも単純なはたらきは、いわゆる反射である。熱いものに手を触れた瞬間、手がパッと引っ込んで、アチッという。たぶん手が引っ込むほうが早いであろう。

なぜなら、脊髄のすぐ外側に位置する、脊髄神経節細胞の突起が皮膚に分布しており、この突起を伝わって、熱さ、すなわち温覚や、痛みの刺激が脊髄に入る。そこから一つの経路は脳へと登っていくが、もう一つの経路は脊髄の運動神経細胞へ直接に向かう。この直接に向かうほうがおそらく早く、運動神経細胞が興奮し、そこからの出力によって、ただちに手を動かす筋肉がはたらき、手が引っ込むことになる。同時

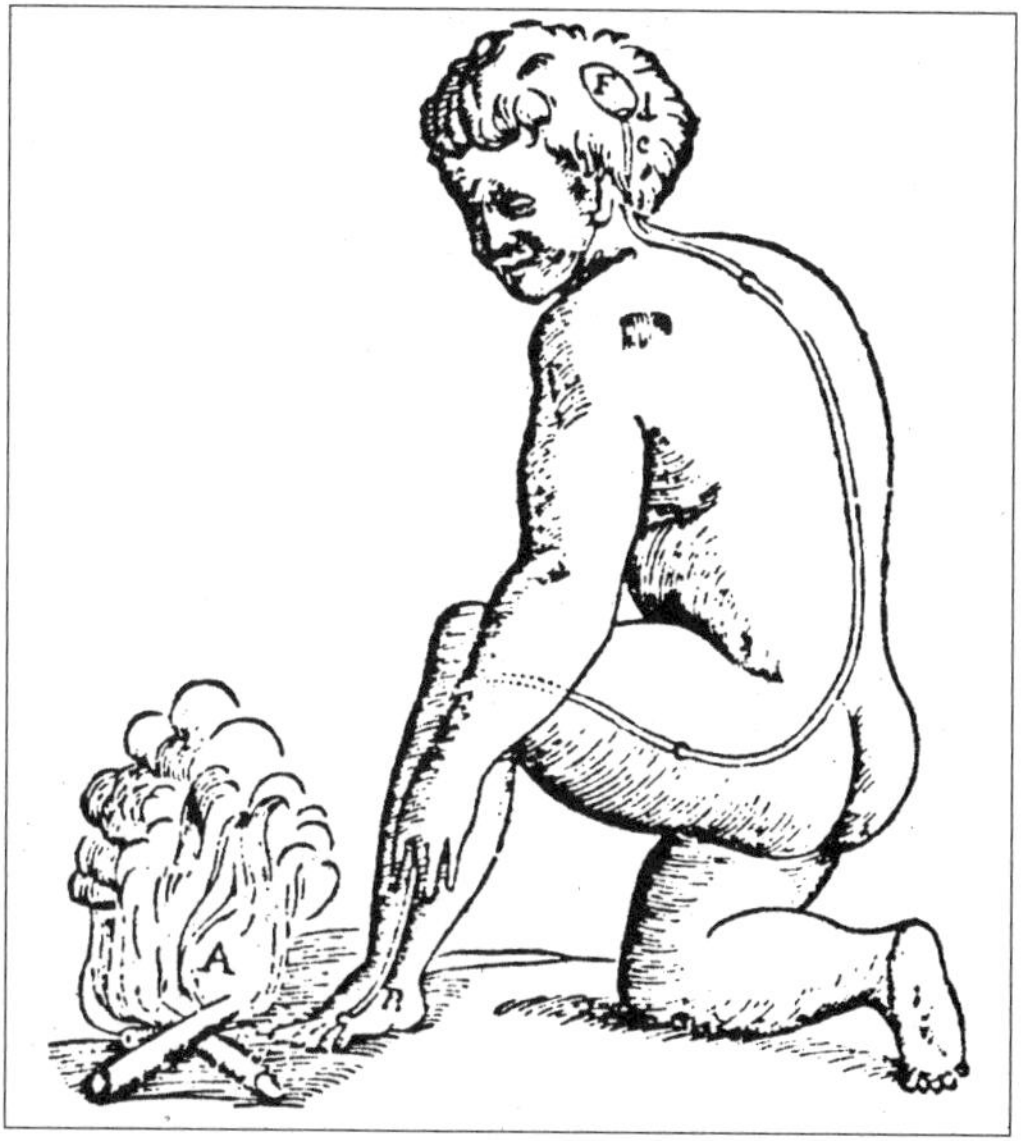

デカルトの考えた反射のメカニズム。

に脳に刺激が届いて、アチッという感じがして、アチッと口が動くのである。

こうした知覚入力と、運動という出力のあいだに、大きな脳がはさまっているのが人間である。だから、入力が途中で消えるといったが、消えないにしても、記憶に蓄えられ、大分時間が経過してから、あらためて出力になるということもありそうである。その場合には、脳のなかでさらにさまざまな入力が蓄積され、そこから最終的な結論が出てくる。

われわれがふだん行動するときには、瞬時に判断して、瞬時に行動することのほうが、いまや少ないであろう。脳という大きな計算機が動いて、ああすれば、こうなる、こうすれば、ああなると、盛んに計算を繰り返す。その過程で、当然のことながら入力ももとの形から変形され、最終的になんらかの出力が生じる。

重要なことは、出力によって、通常外界が変化することである。歩くという単純な行動をとってみよう。一歩歩くごとに、体内では、使用された筋肉や腱《けん》、関節からの入力が脳に入る。それだけではない。歩くごとに、外界の見えが変わってくる。その見えに合わせて、場合によっては次の一歩の位置を変えなくてはならない。穴があったら、よけるということになる。すなわち次の出力にもただちに影響するのである。

一歩ごとに変化する視覚入力もまた、脳で処理される。つまり行動はそれだけが独立しているわけではない。行動という出力は、つねにそれに伴う入力あるいは入力変化を引き起こす。おしゃべりでも同じで、話せば、自分の声が耳から入ってくる。相手の声を聞いているだけではない。

したがって脳という入出力系は、通常は入出力がただちにループを描いて戻る系でもある。生物の行動は一般にそうなっており、われわれは思考の便宜上、そのループを切って考えることが多い。その結果、多くの日常的行動は、もともとループだということを忘れてしまう。

たまにしか生じない行動、あるいははじめての行動は、かならずしもそうしたループ性を持っていない。基本的にはループだが、同じループの繰り返しが少ないといってもいい。歩くのは日常的だから、こういうループはほとんど自動化してしまっている。だから慣れたところなら、よく見なくても歩けるし、暗くても平気なのである。そのかわり、どのていど凹凸《おうとつ》があるかとか、どの辺までなら平坦だとか、さまざまな他の感覚や記憶を動員していることがわかるであろう。

行動については、こうした定型的なループ化したものと、そうでないものとを、分

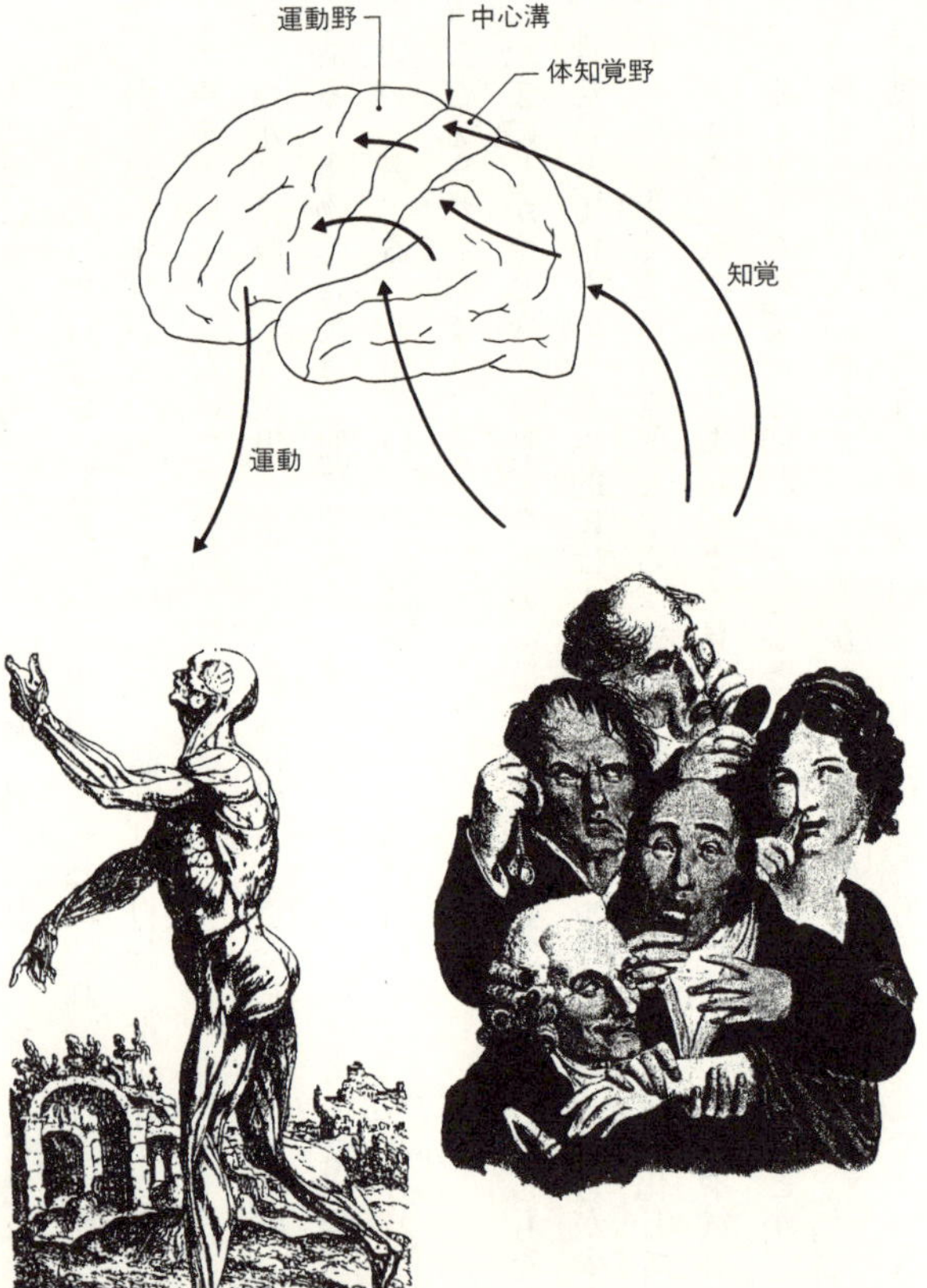

入力（五感）と出力（筋運動）の間に脳がはさまっている。

けて考えたほうがいい場合が多い。定型的な行動とは、摂食、歩行、会話など、われわれが日常的に行っている、ほとんど同じ行動である。脳でいうなら、こうした運動はほとんど無意識化されており、意識はそれを行うというきっかけの部分でのみ、はたらくといってていいくらいである。隣の部屋の本を探す。そう思い立ったときには、あとの私の行動はほとんど意識化されていない。この場合、意識は全体の動きをなんとなくモニターしている程度だと感じられる。

それが知らない家でトイレを探すとなると、より丁寧に目配りし、歩くのにも注意をしている。さもないと昼寝中のネコを踏んづけて、ギャッとわめかれ、こちらの心臓が口から飛び出しそうになったりする。

われわれはこうして、同じ定型的な行動であっても、違った条件におかれるたびに、入力を吟味し、意識的に注意を集中させて、それを行う。こうした微妙な調整ができるところが、われわれの脳の優れた点なのである。たとえば大脳はそうした意識的機能を調整し、小脳はおそらく無意識的な部分を調整している。

第5章　脳の中の現実

脳は世界を構築する

知覚入力は、いったいなにをするのだろうか。反射の例で述べたように、これがないともちろん困ったことになる。温痛覚がないために、熱いものに平気で触っていたら、痛くないので助かるかもしれないが、たえず火傷の治る間がない。実際に、まれに見られる先天性の無痛症の人は、あまり長生きしない。そういうことのために、知覚が存在するのだろうか。

知覚の役割は、教科書的には、当面の世界の状況を具体的に把握することだと説明される。ある日突然、知覚の一つを失ったことを考えると、それはよくわかる。それぞれの知覚についての教科書的な説明は、だから五感という入力そのものの具体的な説明である。しかし脳にとっての知覚入力全体の役割は、それぞれの知覚そのものが果たす役割とは、違うはずである。脳はそうした諸入力の共通の処理装置でもあるからである。ヒトの知覚入力が脳で究極的に処理されて生じる、もっとも重要なことはなにか。

私はそれを世界像の構築だと考える。われわれはだれでも、ある世界に住んでいると思っている。その世界では、熱いものに触れれば火傷し、火傷するとしばらく痛む。私の家からしばらく歩けばお寺があり、休日には何人もの人が写真をとったり、見物しているのを見ることができる。そこから二十分も歩けば、鎌倉駅に着く。そこには東京方面と横須賀方面行きの電車が走っており、少し違った方向へ行けば、江ノ島電鉄線に乗れることがわかっている。

こうした身のまわりの世界像は、動物でも多かれ少なかれ、持っているはずである。たとえば私の家のネコも、自分の住む世界をそれなりに把握している。それはどうやらお寺の庭までらしい。そこまで出かけているのは見ることがあるが、それ以上先では、見かけたことがないからである。このネコを抱いて、ネコの知っているらしい範囲から出ようとすると、手のなかで暴れだし、飛び降りて逃げてしまう。

単純な世界像の一つとして、ダニの世界を挙げることができる。葉上にいる吸血性のダニは、炭酸ガスに反応して、運動がさかんになる。炭酸ガスの濃度が上がることは、近くに呼吸をする動物が近づいた可能性を意味するからである。そこにわずかな震動が加わると、ダニは落下する。うまく落下すれば、動物のからだの上に落ちる。

そこが三十七度程度の温度であり、あとは酪酸の臭いがすれば、ダニはただちに吸血行動を始める。

地面の上に温度を三十七度に設定した湯タンポを置き、そこにバターを塗っておく。ドライアイスを使って炭酸ガス濃度を上げ、木を揺すれば、ダニは湯タンポの上に落ちて吸血行動を始めるであろう。

このように、動物がそれぞれの限られた知覚装置から、自己の生存に必要な世界像を作っているであろうということは、ヤーコブ・フォン・ユクスキュルによって最初に主張されたことである。

われわれヒトが持っている世界像は、はるかに複雑である。しかしそうした世界像ができあがるについては、ダニの場合と根本的には同じように、そこにさまざまな知覚入力があったはずである。それらの入力は、脳で処理され、しばしば保存される。学校で勉強したことも、知覚からの入力である。先生の話を聞けば、話は耳から入ってくる。これは聴覚系からの入力である。教科書を読めば、視覚から入力が入ってくる。こうして五感から入るものを通して、われわれは自分の住む世界がいかなるものであるか、その像を作り出し、把握しようとする。

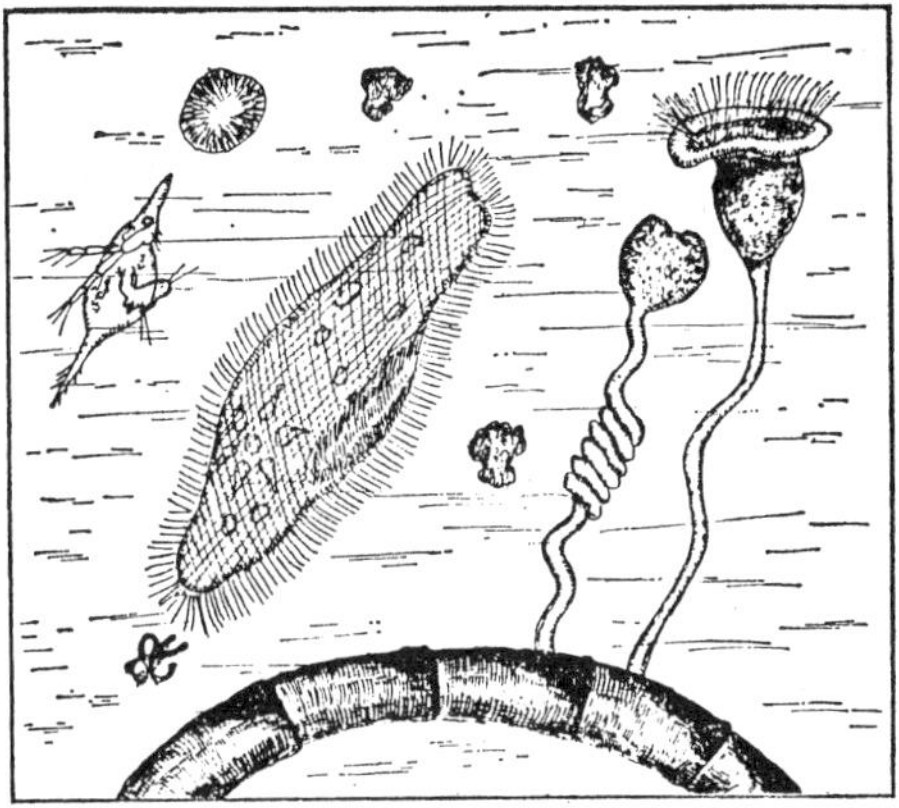

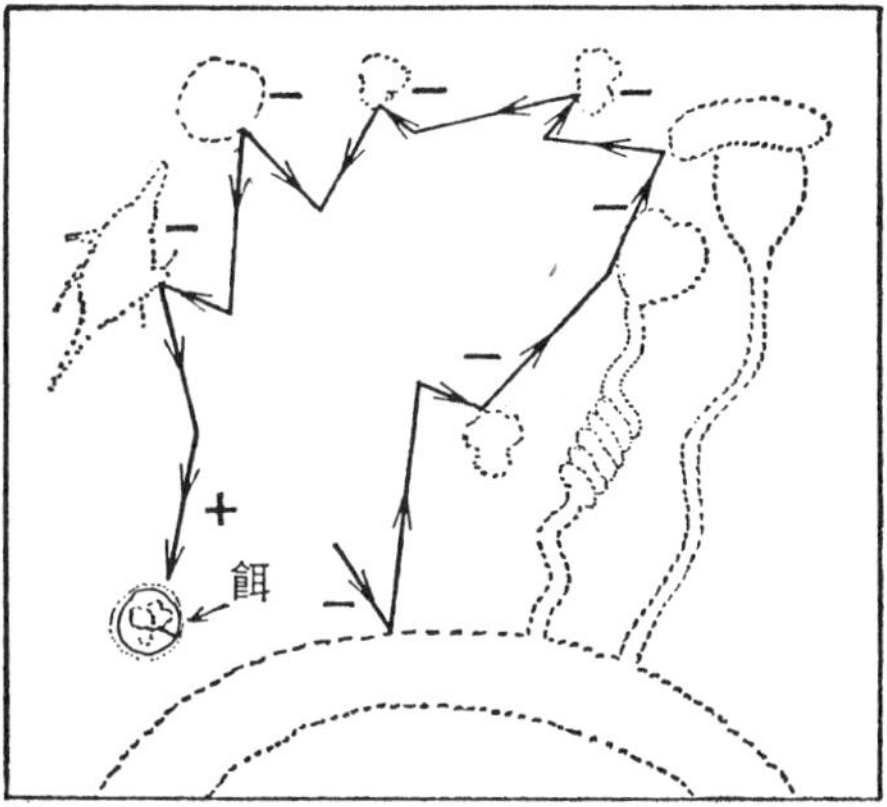

動物もまたそれぞれに世界を把握する。運動すればそれによって世界の「見え」は変わる。図は、ユクスキュルによる「ゾウリムシの環境と環境世界」。（ユクスキュル『生物から見た世界』より）

このようにして把握された世界は、動物が把握するような自然の世界だけではない。ヒトはさらに社会を作り出す。言い方を変えれば、社会はそうした世界像を、できるだけ共通にまとめようとするものである。

ある社会のなかでは、人々はしばしば特定の世界像に対する好みを共有している。だからその社会は、共通の価値観を持ち、人々はしばしば共通の行動を示す。同じ社会のなかでも、友人どうしはそうした世界像が一致している場合が多い。さもないとおたがいに居心地が悪かったり、喧嘩になったりする。特定の世界像を構成し、それを維持し、発展させること、それが社会と文化の役割である。

社会はじつは脳によって作り出された世界である。

現実とは何か

こうした世界像のなかで、われわれはある特定の像を選んで、それに特権的な地位を与えている。それはおそらく無意識であって、意識はその選択をむしろ「当然」だと思っている。そういった特権的な世界像、それを現実と呼ぶことにする。こうした現実が、自然の世界である場合、われわれはそれをほとんど疑わない。それでもそこに解釈の問題が発生する。

たとえば墓場に行って、幽霊を見たと思い、走って逃げて足を骨折する。見たものがなんであったか、それは不明だが、当人の脳ではそれは幽霊と解釈された。そのように解釈された幽霊という入力は、走るという出力を生じ、その結果、足の骨が折れたわけである。そうした脳のなかの幽霊、それを私は現実と呼ぶ。この幽霊も世界像の一部であり、それが「現実」である理由は、それが出力に影響を与えたからである。

そうした世界像が誤っていた場合、それをわれわれは訂正することができる。自然科学の進歩は、ほとんどそうした現実の訂正である。あるいはなにか新しいものの、その現実への取り込みである。

『論語』には、「子、怪力乱神を語らず」とある。怪しい力や超常現象について、孔子は語らなかったということであろう。当時のことだから、このなかにはたとえば雷はなぜ鳴るか、といったことが含まれていた可能性はある。孔子はそういうものを無視した。つまりそうした入力は、孔子の出力に影響しなかったということであろう。社会のなかでは、それはしばしば重要なことである。

われわれはある種の現実を、つねに現実だと信じている。人類初の月面着陸がテレビで放映されたときに、私は当時、あれがハリウッドのセットかもしれないなと考えた。テレビを見ただけでは、わかりはしないのである。さまざまな傍証がやがて出てくることによって、アームストロング船長が本当に月に行ったことが納得できる。こうして現実は、人によっても違うのである。

むしろ各個人が異なる現実を持つ。そうした現実があまりバラバラになると困るので、社会はそれを教育や文化という形で統制する。それでも、歴史を経ると、現実はズレてしまう。戦前から戦後へ生きてきた人は、戦前の日本の現実と、戦後の日本の現実がまったく違う面を持っていることに気づくかもしれない。

戦前には、国体は重要な現実だった。日本が無条件降伏をするに当たって、唯一の条件は「国体の護持」だった。ところが今の若者に国体といっても、それは国民体育大会のことでしょう、というに違いない。「国体の護持」の国体がいかに重要な「現実」だったかは、その問題がポツダム宣言受諾の時期を遅らせたに違いないという、出力への影響として把握できる。出力に影響がなければ、それは単なる抽象的な観念ともいえるからである。その出力への影響から生じたのが、広島、長崎への原爆投下だとも考えられる。それなら、国体という観念は、ひょっとすると二十万人を超える人たちの運命を変えたのであり、したがって右の定義による「現実」というしかないのである。

感情とは何か

ではいったい、なにが現実で、なにが現実でないかを、なにが決めるのだろうか。ここでわれわれは、入出力系の「重みづけ」という考えを導入する必要がある。入出力系という情報系は、その入出力に適当に重みづけをすることができる。われわれの脳は、そうした重みづけを持っているはずなのである。

まずそうした重みづけがない場合を考えてみよう。これは哲学では、「ビュリダンのロバ」と呼ばれる状況だが、私が子どものときには、腹の減ったウシの話になっていた。これはどういう話かというと、腹の減ったウシを、二つの干し草の山のあいだに置く。そうするとこのウシは、どちらの干し草を食べていいかわからないので、飢え死にするというのである。これがウシではなくて、大きなコンピュータでも、ひょっとすると同じことが起こると考えられる。なぜならコンピュータは、二つの干し草の山のうち、どちらを食べたら有利かを考えて、まず干し草の量を計算する。それが一グラムと違わなければ、つぎに干し草までの距離を計算する。それが一センチと違わなければ、つぎに干し草にたどり着くまでの地面の凹凸を計算する。このようにして、計算しているうちに、コンピュータが飢え死にしてしまうというわけである。

もちろん、生物ではこういうことは起こらない。なぜなら、腹の減ったウシは、フラフラ歩き出せば、かならず右か左かに寄ってしまうからである。われわれのからだがそうだが、利き手や利き足がある。利き手や利き足は、基本的には左右対称のからだのくせに、実際の運動は非対称にしなければならないという場合に、あらかじめ採用されている原則なのである。もし利き手がなければ、殴り合いのときに、両手が出てしまうであろう。火事だという声で、大急ぎで逃げだすときに、カエル跳び、ウサギ跳びで逃げることになろう。われわれがそうしないのは、利き手や利き足があるからである。カエルやウサギは、それに対して、運動の左右対称性を保存したままでいるのである。ビュリダンのロバのケースは、実際にはカエルでなら起こる可能性はある。カエルの両側から、まったく同じ大きさのハエが、まったく同じ速度で、まったく同じような空間位置を保って近づいてきたとき、カエルはどちらも取り損ねるか、両方一度に口に入れてしまうであろう。

こうした利き手や利き足は、情報系にかけてある重みづけ、バイアスだと見なすことができる。こうした重みづけあるいは偏りは、じつは生物はかならず持っているのである。それは右のビュリダンのロバの場合のように、特定の文脈を想定していない場合と、文脈を想定している場合とがある。

文脈を想定している場合とは、たとえば食物である。昨年、私の家内がアメリカの娘のところに三週間ほど行ってしまった。その間、私はネコと二人暮らしだった。家内はネコの餌として、缶詰を二十個ほど置いていったが、ある日気がついてみると、もうネコの缶詰がない。冷蔵庫に入っているのは、キュウリだけである。私はそのキュウリを出して、ネコに食べろと説教した。魚だろうが、キュウリだろうが、小腸まで入ってしまえば、どうせ水と無機塩類と糖とアミノ酸と脂肪酸とグリセリンになるではないか。それならどっちを食べても同じことだ。現にパンダを見なさい。あれはもとをただせばクマみたいなもので、肉食獣だったが、いまは笹の葉っぱを食べてるじゃないか。

もちろん、ネコはキュウリなど、食べはしない。ネコにいわせれば、そんなものは食い物じゃあない。そういうであろう。食物であるか否か、それはだれが決定しているのか。もちろん、ネコの脳である。その「好み」は、長い進化の過程で、ネコの脳に埋め込まれたものである。脳のなかには扁桃核《へんとうかく》という部分があって、たとえばそういうところで食物の好みが決まるのである。

ここではっきりすることがある。それはわれわれが好き嫌いとか、感情といっているもの、それが入出力系にとっては、どういう意味を持つかである。それはまさしく入出力の重みづけなのである。食物として、ネコの脳は、アジから入ってくる入力には正の重みづけをする。キュウリからの入力に対しては、負の重みづけをするのである。これはすでに述べたように、進化的に決定されてきている。もしネコの脳がキュウリに正の重みづけをするのであれば、ネコの爪や歯は、あんな形をしていない。ネコはそう主張するであろう。ネコが無事にこの世を渡っていくために、ネコの脳という入出力系は、食物に適当な重みづけをするようになった。それがネコの好き嫌いである。その好き嫌いには、進化的な文脈があることもあるし、ないこともある。文脈がなくても、利き手利き足のように、ともかくどちらかに決めておかないと、急場に

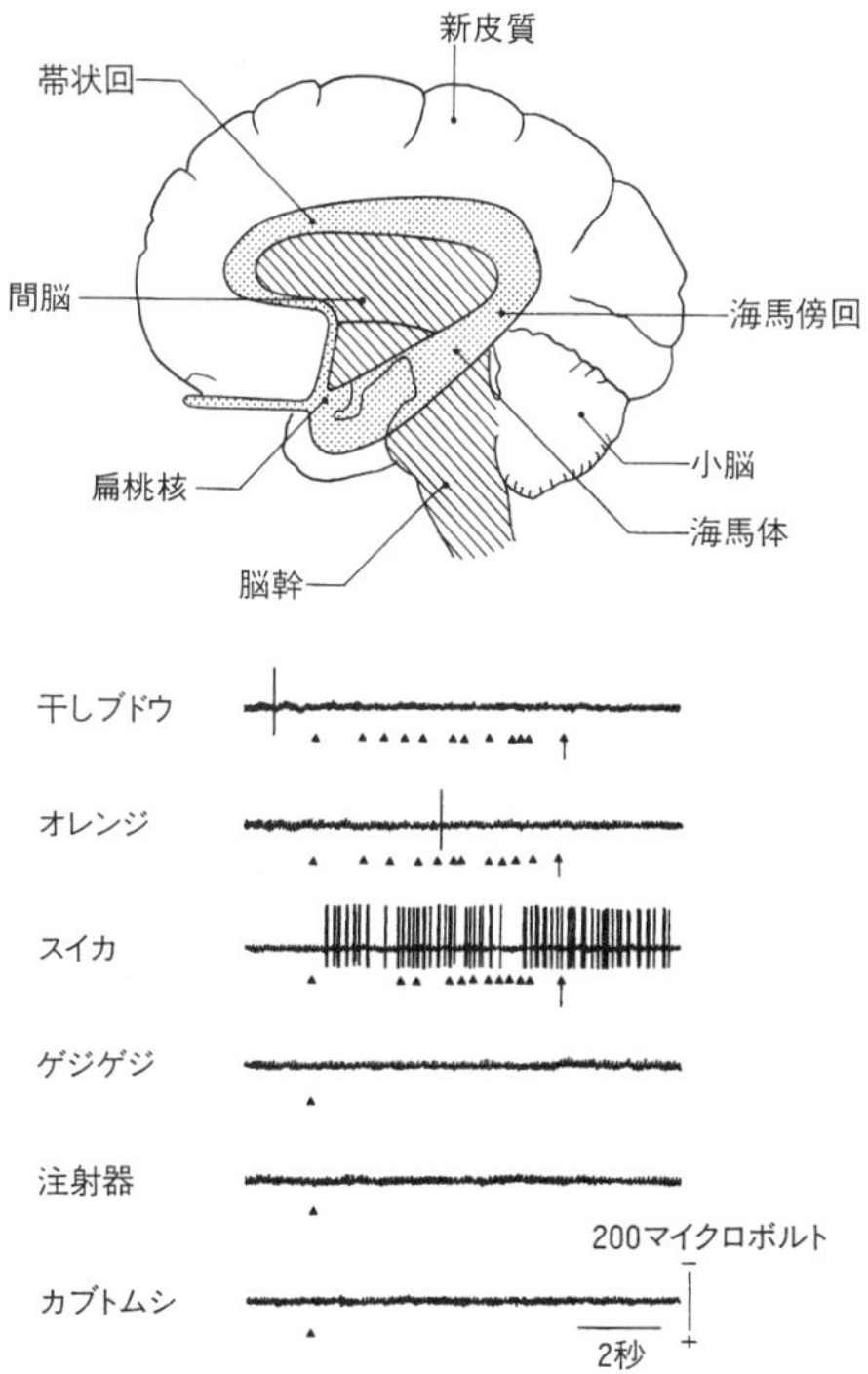

サルにいろいろな物を見せている。何を見るかによって、扁桃核の神経細胞の活動に違いが生じているのがわかる。ここでは、スイカに興奮している。「スイカ大好き！」。上は大脳辺縁系の模式図。（伊藤正男他『岩波講座 認知科学6情動』より）

間に合わないというものもある。

こうしてわれわれは、蓼食う虫も好きずきということの意味を理解する。脳にはあるが、コンピュータにはないと、しばしばわれわれが考える「感情」、これはじつは脳という入出力系にかかっている重みづけなのである。それをわれわれが感情と呼ぶのは、意識がその重みづけを捉えて、そう呼んでいるのである。それならコンピュータに感情を与えることは、意識はともかくとして、それほどむずかしいことではない。入力や出力に、適当に重みづけをしてやればいいのである。現在では、同じ作業をさせていると、しだいにそれが上手になるというプログラムを、コンピュータ用に作っている。こうしたプログラムを作る人に尋ねてみると、まさしく重みづけをするというのである。そうすれば学習が早くなる、と。われわれもまったく同じだということに気づかれるであろう。私たちは、生まれてこの方、本質的には、好きなことしか見聞きしないし、好きなことしかやらない。それは脳への入出力に徹底的に重みをかけているのである。それでこそ、好きこそものの上手であり、『論語』によれば「これを好むものにしかず」なのである。

現実は変わりにくい

さて、ここでふたたび「現実」に戻ろう。現実とはなにか。ある特定の重みづけをされた世界像である。それは単なる好き嫌いよりは、もっと重大なものである。そうした現実は、しばしば価値観とか、倫理観とか、正義とか、真・善・美などと呼ばれる、強い重みづけを伴っていることもある。場合によっては、それを変更するくらいなら、死をも辞さない。これもまた、入出力系の重みづけであることが、ただちに理解されるであろう。

こうした現実の特別な例として、精神病院の患者さんを挙げることができる。一部の患者さんの問題は、ある現実を固く守って、決して変わらないことなのである。私の知っていた人は、もう亡くなられたが、お会いするたびに、「じつは私は大正天皇の第一皇子です」といわれた。この「現実」は、どのような入出力を医者が加えても、なかなか重みづけがとれない。口で教え諭すくらいでは、とてもダメである。どうしてもそう主張するのである。以前の医者は、仕方がないから電気ショックなどという乱暴なことをした。脳にむちゃくちゃな入力を加えてやれば、治る、つまり現実が変わるかもしれないというわけである。たしかにそれで軽くなることはあるが、治るわけではない。しかもこれでは現実全体が軽くなるのかもしれず、あまり正しい方法とは思えない。

こうした現実の違いをよく示す小話がある。フランスの精神病院の話である。精神科の病院は、もっともほかの科でもそうだが、大部屋といって、複数の患者さんを一つの部屋に入れることが多い。そこへ医者がやってきて、患者さんをつかまえて話しかける。これを問診というのである。

フランス人の医者が患者さんの問診をしている。

「あんた、自分がナポレオンだと思っているそうだが」

患者は胸を張って答える。

「そうです。私はナポレオンです」

「どうしてそう思うんだね」

「神様がそういいました」

すると別の患者が、

「俺はそんなことはいわねえ」。

多くの人が、精神科の病人の例は、「ふつうではない」と考えるであろう。それはもちろん、偏見である。病気で出てくる症状は、それまでに「なかった」ものが新たに出現するのではない。もともと存在する機能が誇張されるなり、あるいは不足するだけである。風邪をひいて「熱がある」とよくいうが、だれでも熱ははじめからある。病気でふだんよりも高くなるだけである。現実の場合も同じである。右のような病気の人の場合に、現実がふつうの人よりもしっかりしてくるだけのことである。あまりにもその現実がしっかり重みづけられているので、通常の入力ていどでは、とうてい訂正がきかないらしい。

究極の重みづけ

こうした現実について、ふつうの人とは違う現実の持ち主がまだいる。それは数学者である。私がはじめてこのことに気づいたのは、アラン・コンヌという数学者と、ジャン＝ピエール・シャンジューという神経科学者の対談の本（『考える物質』産業図書）を読んだときである。この対談のなかで、数学者のアラン・コンヌが突然、「数学的世界は実在する」と言い出す。相手のシャンジューは、自分で唯物論者というくらいだから、それを聞いてすぐに反論する。「数学的世界が実在するとすれば、それはどこにありますか」。そのときのコンヌの答が、私には忘れられなくなったのである。「世界中のだれでもいい、数学者にきいてみろ、私と同じ返事をするはずだ」。

この「実在」とは、私が述べてきた「現実」とほぼ同じ意味だと解してよい。これが理解できたら、数学者が数学という「抽象的な」作業を、なぜ一生やっていられるか、それが理解できる。なぜなら、数学者とは、数学の世界がわれわれの「現実の世界」と同じ重さを持つ人だからである。私がコップに水をついで飲むのと、数学者が数学の世界でなにかを考えることとは、いわば等しい現実感を与えることになるからである。

じつはそれ以来、数学者に出会う機会があるたびに、私は「先生にとって数学の世界は実在ですか」と尋ねるのが癖になってしまった。数学者に出会う機会は、私でもそう多くはない。それでも数回の質問のなかで、まさにコンヌのいうとおりの返事をすべていただいたのである。

そのなかで、ある偉い先生は、私の質問の意味をはじめから理解しておられた。したがって、「先生にとって数学の世界は実在ですか」という質問に、「それはもちろん実在です」と答えられたあと、さらにつけ加えられたことがある。それは「私にとっては、数字が実体なのです」というものだった。

これを理解する人は、ふつうの世間では、多くないはずである。数字が実体とは、はたしてどういうことか。いまここに、リンゴが三個、ミカンが三個、人が三人いるとする。この大先生にとっては、それらはすべて、「3」という数が「不完全に実現されたもの」なのである。実体は3という数であり、具体的な三人は、その3の不完全な表現である。

ここまで説明すると、気づかれる方もあろうかと思う。じつは私はおもわずハッとしたのである。それは西洋哲学のいちばんはじめのほうに出てくる説である。プラトンのイデア説と呼ばれるもの、これが数学者の現実と同じ形をしているのである。プラトンは「洞窟の比喩」という有名な比喩を使っている。われわれは洞窟に鎖でつながれ、ただ洞窟の奥の壁を見ることができるだけの囚人のようなものである。そうプラトンはいう。奥の壁に映る自分の影、それをわれわれは現実あるいは実体だと思っている。しかし、この場合、真の実在とは、囚人そのものであることはいうまでもない。

プラトンにとって、実在するものはイデアである。これは英語のアイディアであり、観念などと訳されている。プラトンは数学者とじつは同じ現実を主張したのである。ただしプラトンはそれを数のほかにまで拡張した。真の実在は、だから人であれば、人のイデアである。人のイデアとは、ある理想的な人の姿のようなものである。それぞれの個人とは、人のイデアが「不完全に実現されたもの」である。だから人は、だれであれ、完全無欠ではない。

もちろんこれには違う意見が出る。だからアリストテレスは、実在するものは個物だとしたのである。個物とは、人でいえば個人である。多くの人がそう考えるであろう。実在するのは個人で、人というのはそこから抽象された「観念」である、と。

プラトンとアリストテレスの違いを、入出力系の重みづけという観点から考えると、その違いはじつは論理の違いではないことがわかる。重みづけの違いなのである。実在か否か、あるいは現実か否か、それは脳が入出力につけてしまう、究極の重みづけといってもいいであろう。数学や哲学は論理に従う。だから重みづけがこれだけ違っても、議論にはなるが、殺し合いにはならない。これが別な問題だと、すぐにひどい争いになりそうだと気づくであろう。

実際にそれがたえず起こってきたのが、人類社会の争いだと私は考えている。とくに宗教がらみでは、極端にひどいことが生じてきた。その典型は、西洋史でいうなら、ドイツの三十年戦争（一六一八－四八）であろう。人々は旧教側と新教側に分かれ、他のさまざまな事情はあったにせよ、三十年にわたる戦乱の時代を引き起こした。その間にドイツの人口は半減したといわれている。

こうして入力系に基づいて、われわれの脳は世界像を形成するが、そのある一つに対して、究極の重みづけをする。それを私は現実と呼んだ。それが日常的な入力では訂正不能で、その現実が社会的に具合が悪い面を持っていると、本人は精神科の病院に入院しなければならない。それが論理的な世界に関わることであれば、哲学上の論争になりうる。それが社会的な現実に関わるものであると、しばしばひどい争いが生じる。

現実感と実体

では、ふつうの人は、どのような重みづけをしているのであろうか。もっとも日常的な現実という重みづけは、五感からの入力自体に置かれていると思われる。入力自体といっても、それを脳のどこであると、具体的にいうことはまだむずかしい。ともあれ、五感からの入力をわれわれが「信じて」いることは間違いないであろう。

それにあまり重きを置かない人は、たとえば数学者や一部の哲学者である。だからギリシャのタレスは、考えながら歩いていて、古井戸に落ちた。助けてくれとわめいていると、近所の知り合いの女の子が上から井戸を覗いて、「先生もたまには自分の足下を見て歩きなさい」といったという話が残っている。古井戸に落ちたのは、五感からの入力に、タレスの脳はあまり重きを置いていなかったからに違いない。

五感からの入力自体、あるいはそれにごく近いところの脳のはたらき、それに現実感という重みづけがなされるのが、「ふつうの人」の「ふつうの現実」である。これを日常性といってもいい。英語でアクチュアリティと呼ぶのは、このことである。それに対して、もう少し脳の内部で行われる活動に対して「現実感」が付着する場合、つまり重みづけがなされる場合に、これを真実とか信仰とか、要するに真善美という。これが英語でいうリアリティである。文学がある意味では絵空事であるにもかかわらず、それがリアリティを持つのは、そのことである。

ふつうの人は、五感からの入力に近いものと、真善美の両方を、あるていどそれぞれに現実としての重みをかけているはずである。精神科の患者さん、数学者、哲学者などは、それが一方に強く寄った状況なのだと考えることができる。それはかならずしも異常ということでないのは、もはやおわかりいただけたであろう。なぜなら、ごくふつうの人でも、ふつうでない重みづけが生じることは、しばしばあるからである。

自分には絶対にそんなことはない。そう思った人は、恋愛をしたことがあるかどうかを、思い出してみればいい。現実という重みづけが、この場合、どれだけ狂ってくるか、それは経験のある人はよくおわかりであろう。

もう一つだけ、大切なことがある。モノすなわち日常的にいう物体とはなにか、ということである。哲学では、心との関係でこれを長らく議論し、自然科学ではこれを精密に分析して、とうとう分子から原子、素粒子までいってしまった。こうした議論は、もはや日常性をほとんど離れていることは、おわかりであろう。だれかが恋愛をしているときに、素粒子の集団が恋愛をしているといっても間違いではなかろうが、これではモノの説明にはならない。

それではモノとはなにか。ある対象が、五感のすべてに訴える性質を持つときに、われわれはそれをモノというのである。コップは目に見え、叩くと音がし、触ると触った感触があり、しばしば味があり、匂いがある。それに対して、音は耳にしか聞こえない。だから音はモノではない。夕焼けは目にしか見えない。これもモノではない。モノかモノでないかは、こうして脳の側から、つまり入力として見れば、明確に定義できる。唯物論は、存在するのは「物質」とそれが表す現象だけだというが、それなら唯物の「物」は、ここでいうモノの定義にはあてはまらない。唯物論でも意識は認めるであろうし、意識はここでいうモノではない。

第6章　意識と行動

筋肉はどうして収縮するか

脳という入出力系は、筋の収縮という出力しか持たない。その説明は、すでに第4章で行った。それではこの出力は、どのような規則に従っているのだろうか。

この問題も、知覚の場合と同じように、医学の教科書では、筋運動の解析から説明してある。筋収縮の分子的機構は、分子生物学の大きな話題だった。つまり筋肉のなかでは、どのような分子が、どのように関係して、筋の収縮という現象が起こるのか。ふつうの人は、筋の収縮といえば、腕の力コブを思い出すていどであろう。それがアクチンとかミオシンとか、アクトミオシンとか、はてはアクチニンとかいわれても、ハテ、なんのことやら、と思うに違いない。

「筋収縮の分子機構」がなぜ重要な問題かというなら、第一に、食べ物を食べたら、なぜ重いものが持ち上がるかという問題だからである。食べなきゃ、力が入らないに決まっている。それはわかっている。食べたものは、たしかにエネルギーになる。ただしそれは、化学的エネルギーである。ところが、ものを持ち上げるのは、物理的エ

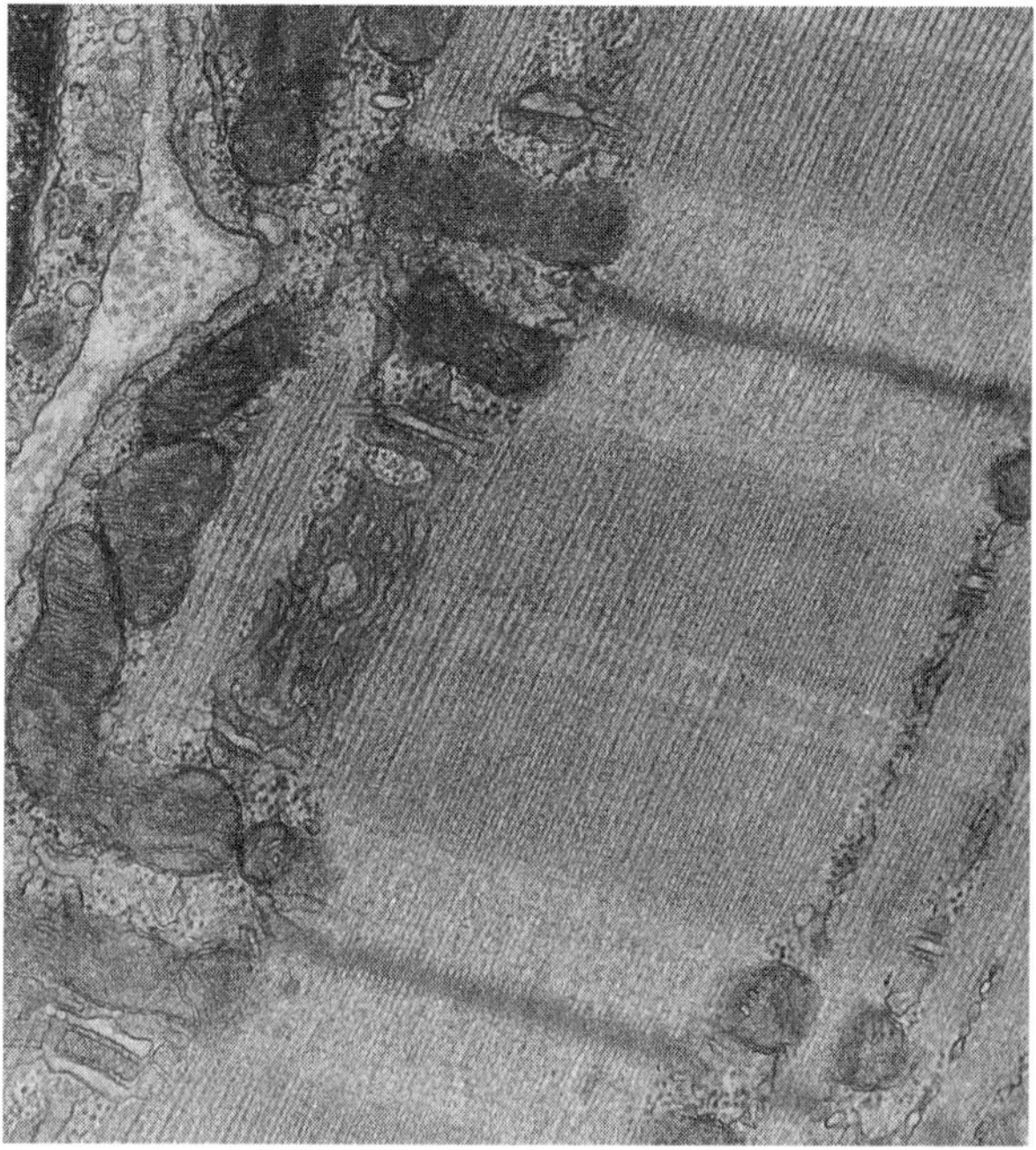

横紋筋は、タンパク分子からなる細胞内の、きわめて規則正しく配列された繊維系を持っている。

ネルギーである。それなら、化学的エネルギーが、筋細胞のなかで、いかなる機構によって、物理的エネルギーに変換されるのであろうか。どうだ、大問題だろうが。

そんなことは、ちっとも大問題じゃない。ガスに火をつけて、水を入れたヤカンを載せる。お湯が沸いたら、ヤカンの蓋が持ち上がる。ガスが燃えた、つまり酸化したことによる化学的エネルギーが、ヤカンの蓋を持ち上げるという、物理的エネルギーに変わったじゃないか。

じゃあ、筋のなかで火でも燃えているというのか。そう、それが証拠に、筋からは熱が出ている。寒いときには筋がブルブル震えて、熱が出るじゃないか。それならどこに蒸気があるというのだ。蒸気はないかもしれないが、筋のなかの分子が動く。それなら、どの分子が、どんなふうに動いたら、手でヤカンが持ち上がるというのだ。という具合にして、ともかく大問題になったのである。

もっとも、この問題に火をつけた犯人は、セント＝ジェルジというハンガリーの大先生である。この人は医学部で研究をしていたが、実験動物のウサギでは複雑すぎるというので、もっと簡単な材料はないかと考えた。そこで大腸菌を研究したが、大腸菌でも複雑すぎることがわかった。もっと簡単な材料はないか。そこで話は筋収縮の分子機構になった。

筋細胞から取り出した蛋白質を、適当な条件下に置くと収縮する。これなら分子を組み合わせるだけで、話は簡単ではないか。これこそ生物物理学である。こうしてノーベル賞をもらうほどの仕事をしたから、セント＝ジェルジは偉いのである。どんどん簡単にしていくといっても、私がこれから議論するような形で、話を簡単にしてはいけない。それではノーベル賞はもらえない。

主観に法則性はあるか

ここでは随意運動という脳からの出力が、簡単にいうなら、あるいはマクロ的には、どのような規則に従っているか、それを考えてみよう。つまり知覚が世界像を作り、そのなかみである「現実」に特権的地位を与える、と述べたことと、同じような見方を、出力についても考えてみようということである。

随意運動だから、それは本人の意志による。本人の意志とは、つまり典型的な主観である。それなら随意運動の法則など、科学的には考えられない。そう意識的に考えたわけではなかろうが、運動の説明は、一般にただ随意運動というところで終わる。あとはあなたの「つもり」しだいだ、ということであろう。その「つもり」には、まったく法則性はないのだろうか。主観的ということは、デタラメということだろうか。もちろん、そうではないはずである。たとえ随意運動であっても、それはなんらかの大きな法則に従っているに違いない。生物の運動は、かならずしも脳がなくても起こる。それはアメーバのような単細胞生物を見てもわかる。かれらも運動あるいは行動をするが、アメーバに脳はない。そうした運動は、はっきりした法則に従っている。一つは、合目的的な行動である。餌がある方向に動いていく。害になるものがある方向から逃げる。とくにこれといった合目的性がないときは、どうしているか。試行錯誤をする。ただあっちに行ったり、こっちに来たりするのである。

ここには運動系が本来備えている、基本的な法則がすでに示されている。一つは合目的性で、もう一つが試行錯誤である。

生物の行動が合目的的だということは、古くからよく知られていた。ただし、たとえば私が学生だったころは、そのことはかならずしも強調されなかった。なぜなら、「目的」ということばが嫌われたからである。目的というのは擬人的なことばの使い方である。人間の行動には目的があるが、生物がそうした目的を「意識」しているはずがない。昆虫はファーブルが描くように、じつにみごとな行動をする。それでもかれらには、まさに「目的意識」があるわけではない。

トックリバチは泥で徳利状の巣を作る。なかに幼虫の餌になる虫をいれ、それに卵を産みつけ、徳利に蓋をして立ち去る。ハチが蓋をする前に、徳利の底を抜き、なかの餌を取り除いても、ハチは平気で蓋をして立ち去る。かれらは自分が「なんのために」蓋をしているのか、それを考えていない。中身がなくなってしまえば、蓋をする作業など、まったく無意味ではないか。だからトックリバチが巣に蓋をする行動は、単なる機械的な作業である。

そうした行動をすることを、かつては「本能」と呼んだ。本能に目的はない。むしろわれわれが機械が動く機構を解明するように、本能を解明すればいい。そこに目的ということばを持ちこむことは、非科学的な態度である。

こうした考えは、たとえば私が学生だったころには、まだたいへん強かった。科学のなかに、目的などということばを、そもそも持ちこむな。実際に私はそういわれた覚えがある。いまになれば、それがなぜだったか、よく理解できる。科学もまた、時代とともに考え方が変化する。当時の自然科学における思考は、十九世紀の物理・化学の常識という尾を引いていた。物理や化学の対象は、生物ではない。物理なら、たとえば天体の動きが問題であり、化学なら分子のふるまいが問題である。そんなところに「目的」ということばが使えるはずがない。それをあえて使えば、説明のための擬人法になるだけである。

生物学はそうした物理や化学と同等の科学になろうとし、しかもなかなかそうはなれないでいたから、「非」科学的と見なされることばを可能なかぎり避けることによって、ちゃんとした科学であろうとした。そこでは生物の行動の大きな特徴である合目的性は、むしろ隠されてしまったのである。

生物の合目的性

その合目的性が、生物学に大手を振って入ってきたのは、生物学が本当の意味で、物理や化学と同等になってきた、分子生物学の時代である。セント＝ジェルジはそのはしりである。

フランソワ・ジャコブとともに遺伝子のオペロン説を発表し、後にノーベル賞を受賞したジャック・モノーは、一九七〇年に『偶然と必然』（みすず書房）を書いた。このなかでモノーは、生物の特徴として、

(1)合目的性
(2)自律的形態形成
(3)複製の不変性

の三つを挙げる。ここでは「目的」ということばが、生物学の当の対象である生物の特徴として、まず大前提に入ってきてしまう。生物とは合目的的なものだ、と。

生物学が物理・化学的な方法論を十分に手にしたと考えられる時代になって、はじめて目的は堂々と生物学のなかに現れてきたわけである。このことは、脳の科学を考えるときにも、忘れてはならないことである。

脳にも、生物の場合の「目的」と似たような問題が存在するからである。それが意識である。これは、すでに述べたように、従来の自然科学の世界では、「主観」として排除されてきた。しかし、脳の科学が意識を排除しては成り立たないことは、だれでも理解できるであろう。そもそも意識がなければ、われわれは科学などというもの

を、創り出す必要すらなかったのである。事実、人間以外の動物は、そんなものはなくても、ちゃんと生き延びているではないか。

公平のためにつけ加えるなら、意識の場合と目的の場合では、大きな点でじつは違いがある。それは、合目的性については、すでに十九世紀には、機械的な機構によって説明できることが知られていたことである。ただその説明には、賛否両論があったために、一般的には認められていなかったといってもよいであろう。あるいはよく理解されていなかったといってもいい。その説明とは、ダーウィンの自然選択説である。

自然選択説は、突然変異と選択の組み合わせによって、合目的的行動が成立することを示唆している。これはある意味では革命的な理論だったから、多くの人がこれに反対するか、強い留保をおいた。すでに述べたファーブルも、行動の自然選択説に対する反対者の典型だった。

ダーウィン自身、たとえば眼のような精巧な器官が、自然選択のみによって成立することに、なんらかの疑いを持っていた。それは、『種の起原』のなかで自説の弱点に触れた部分からも明らかである。もっとも眼の進化は、行動の進化ではない。ここではその議論にさらに立ち入ることはしない。しかし、ともあれ生物の合目的性は、ニュートン力学的な因果関係としてではないが、統計力学的な視点からなら、「機械論的に説明可能」であることが示されていたのである。

意識については、まだそうした理論はない。もちろん、意識の場合には、後にも述べるように、別の理解の仕方が必要だと思われる。

生物の行動が合目的的であることは、すでに述べたように、遺伝子という情報系において、すでに成立したものだと理解できる。脳がない生物でも、合目的的に行動するからである。しかし、脳というもう一つの情報系があれば、そうした行動の合目的性は飛躍的に高まることは、日常的にも理解できるであろう。人間のやっていることが、まさにそれだからである。脳がそうした合目的性を追求するのは、遺伝子系の性質を受け継いだからと考えられる。ただしその点についての議論は、当面まだとうてい十分だとはいえない。ここでは遺伝子系が行動の合目的性を成立させ、神経系がそれを拡大したと述べておくしかないであろう。

試行錯誤と合目的性

さて、情報の入出力系における重みづけについて、それを意識は好き嫌いや感情として把握する、と述べた。それでは行動の合目的性を、意識はふだんどのように把握しているであろうか。もちろん合目的性とは、重みづけの場合と同じように、行動を「客観的」に観察したときの表現である。われわれは、さまざまな行動を意図的に、つまりある目的をもって遂行する。その意味では、目的ということば自身が、まさに意識が把握した合目的性ではないか、といわれるかもしれない。しかしわれわれは、行動のいちいちの過程自体について、その目的を把握しているわけではない。

じつはわれわれの意識は、ごく日常的な表現で、自分の行動の合目的性を理解できる形で把握しているのである。それはすなわち「ああすれば、こうなる」「こうすれば、ああなる」である。「こうすれば、ああなる」型の考えは、典型的な合目的思考なのである。「こうすれば」と考えた結果、「ああなる」のが具合が悪ければ、意識はそういう行動を採用しない。具合がよければ、ただちに採用する。意識はこのようにして、合目的行動をたえず検証しているのである。

考えてみると、現代社会がこの「ああすれば、こうなる」原理によって、むしろその原理のみによって運営されていることに気づかれるであろう。「明日は学校に行く」から、山に昆虫採集にはいけない。こうしたごく日常的な「ああすれば、こうなる」から、会社であれば企画書、官庁であれば来年度の予算編成、これらのすべてが、同じ論理に基づくことに気がつく。というよりも、それがあまりにも当然であるため、それ以外の世の中のありかたなど、考えたことがないというのが本当のところではなかろうか。この考え方が、しかし、客観的には合目的行動なのである。

こうした合目的思考が成り立たない状況を、われわれはたとえば危機と呼ぶ。現代では危機管理が問題とされるが、危機とは、合目的行動が当面成り立たない状況をいう。したがって危機「管理」とは、状況をいかに合目的的に変換するか、ということなのである。

危機においては、意識は「ああすれば、こうなる」ができなくなるので、「どうしたらいいか、わからない」となる。そうなった状況では、動物ではただちに試行錯誤が発生することになる。部屋のなかに飛び込んでしまった鳥は、たちまちガラス窓に頭をぶつけることを繰り返しながら、外へ出ようとする。目的は明白だが、行動の過程がランダムとなるのである。

合目的性と試行錯誤、この二つが神経系という情報系の出力に、もっとも基本的に与えられた性質らしい。

神経系のなかでは、こうした試行錯誤から、逆に合目的行動が成立する。それは心理学におけるネズミの迷路実験がよく示すとおりである。迷路の中央に餌をおき、ネズミを入口におく。最初のうちは、ネズミはそれこそ試行錯誤を繰り返しながら、やっとの思いで餌に到達する。しかし、しだいに慣れていくとともに、ほとんどムダのない経路で餌に到達するようになる。

こうした試行錯誤から合目的行動へという過程は、考えてみれば、行動の進化における自然選択説にそっくりではないか。進化の過程では、能率が悪い、あるいは誤った行動を示す個体は、やがて排除される。こうして「より正しい」行動を引き起こす遺伝子が、より多く選択されていく。心理学者が個体について行っている実験を、自然は遺伝子集団に対して行うだけのことである。

さらに考えるなら、われわれの行動が、試行錯誤と合目的性の結合で成り立っていることから、われわれは自然選択説を理解するのかもしれないのである。脳のなかにない法則を、われわれは理解できないはずだからである。やや面倒な話に聞こえるかもしれないが、自然選択説が成立するのは、基本的に行動についてではないかということが、さらに示唆される。

意識万能の社会

現代社会、とくに都市社会の原理が「ああすれば、こうなる」であることは、さまざまな興味深い示唆を与えてくれる。もっとも基礎的には、こうした意識的な合目的的な行動過程が、遺伝子の原理と同じだということに留意すべきである。生物の持つ二つの異なった情報系の原理の一致が成功の要件であり、実際に人間の都市社会はその結果として、これまでのところ、進化的にも大きな成功を収めたというしかない。しかし同時に、そこには別な問題が発生するであろうと予測される。そうした社会では、現代人がそうであるように、「ああすれば、こうなる」のみが、すでに述べた

「現実」に転化することになるからである。そうなれば、試行錯誤は背景に退く。だからこそ危機であり、だからこそ、その危機の管理なのである。

しかし、右に述べたことから明らかなように、危機こそが合目的性を生じる母体である。意識はすべてが「ああすれば、こうなる」ようにしたいのだが、それは遺伝子系という母体の上にのみ、成立している。遺伝子は間違いなく意識より広いのである。それなら、「ああすれば、こうなる」が徹底的に優先した現代社会では、無意識の反乱が生じることは、あまりにも明らかである。それが実際に生じていることを、後に議論する。

議論をわかりやすくするために、単純な例を挙げておこう。「ああすれば、こうなる」型の思考では、たとえば単純に考えるなら、「嘘をついてはいけない」という徳目が成立する。だれもが正直者である社会では、ものごとにロスがなく進行する。ゆえに社会全体のコストは、まちがいなく安くつくであろう。すくなくとも裁判所は、詐欺罪なり誣告罪《ぶこくざい》なりについて、手数をかける必要もない。あらゆる商売で、相手を疑う必要がない。だから全員が正直であれば、たいへんいい社会ができるであろう。

ところがそうした社会こそ、嘘つきが発生するには理想的な社会である。なぜならそうした社会に発生する嘘つきは、はじめはすべての人に信用されるはずだからである。これはきわめて有利な立場であって、たちまち嘘つきが社会に蔓延するはずである。基本的に突然変異はランダムに生じることを理解すれば、そうした社会ではいずれ嘘つきが発生するのであって、発生していないとすれば、それはたまたま、いまはいないだけのことである。むしろそれだけ有利な条件を用意してあれば、いずれ嘘つきが発生するはずだと見ていいのである。

この例は、「ああすれば、こうなる」型の思考が、現実には万全でないことを意味している。それはある現実の平衡条件を越えられない。その条件は、意識とはまったく違う部分で決定されているのである。右の正直者を意識と見なし、嘘つきを無意識と見なせば、わかるであろう。われわれが無意識を持たなければ別だが、もし無意識が真に存在するとすれば、世界が意識万能に近づけば近づくほど、無意識の反乱には、より適した世界となるはずである。

したがって、すべての都市社会に出現してくるように見える、さまざまな病理的な兆候、犯罪の多発、麻薬の蔓延、性や暴力に関わる事件の続発は、無意識の反乱とも見ることができる。もしそうなら、それを促進しているのは、じつはある種の「危機管理」型の思想だということになる。危機管理とは、どこまでいっても意識を優先しようというものだからである。

意識と時間

「ああすれば、こうなる」型の社会では、さらに違った側面が現れる。その一つは、時間の変質である。頭のなかでは、時間は過去、現在、未来に三分割される。ところが、時間直線を描けばわかるように、「現在」とはその時間直線の上の一点に過ぎない。それはただちに未来から過去へと繰り込まれる、時の瞬間に過ぎないのである。もちろん常識はそうはいわない。なぜなら、われわれは現在とか今とかいう表現をたえず用い、しかもその「現在」という時は、実質的な時間幅を持つことが当然の前提だからである。

それなら、そのように日常的に使われる「ただいま現在」の意味とはなにか。それはすなわち「予定された未来」を指すのである。「ああすれば、こうなる」で囲い込まれた時だ、と表現してもいい。具体的にいうなら、手帳に書かれた予定である。来月の三日は、会社の創立記念日だから、これこれこういうことをする。それが決まれば、その日までに「どのような準備をするか」は決まってしまう。そのためには、今日、知り合いの店に電話をしておかなければならない。当日には自分は会社を休むわけにはいかない。したがって地方への出張は、その日を避けることになる。こうして、来月の三日に予定があるということは、現在をすでに強く拘束する。そうした拘束された時、それをわれわれは現在と見なすのである。

それなら未来とはなにか。本来の未来とは、なにが起こるかわからない、「ああすれば、こうなる」で拘束されていない時間である。子どもが育ち始めると、母親はこの子をどの幼稚園に入れて、と考え出す。その幼稚園が終わったら、どの小学校に、そのつぎにはどの中学から高校へ、どの大学のどの学部へ、と考える。こうして「漠然たる」未来は、現代社会ではただちに拘束され、急速に失われていく。

大人はそれでちっとも困らない。自分ではそう思っている。ただし、自分がどの段階でどれだけ年老い、どれだけの体力を失い、感覚がどれだけ鈍るか、それは手帳に書いてない。さらにいつ、どういう病にかかり、その結果、いつ死ぬことになるか、やはり手帳には書いてないのである。

考えてみれば、その手帳がすなわち意識である。意識という手帳は、そこに書かれていない予定を無視する。いかに無視しようと、しかし、来るべきものはかならず来る。意識はそれをできるだけ「意識しない」ために、意識でないもの、具体的には自然を徹底的に排除する。人の一生でいうなら、生老病死を隠してしまう。人はいまでは病院で生まれ、いつの間にか老いて組織を「定年」となり、あるいは施設に入り、やがて病院で死ぬ。日常の世界では、そういうものは「見ない」ことになる。

こうして世界はますます「ああすれば、こうなる」ものであるように「見える」ようになる。その世界では、意識がすべてとなり、時間はすべて現在化するのである。

これをみごとな物語に描いたものが、ミヒャエル・エンデの『モモ』であることは、もはやお気づきであろう。『モモ』の主人公が自称百歳のモモという「少女」であることは、たいへん象徴的である。モモは「時間泥棒」と闘って、町の人々の幸福を取り戻そうとする。現代の東京でも、灰色の服を着て黒い鞄をもった時間泥棒たちなら、いくらでも見ることができる。かれらの最大の被害者たちは、「漠然とした、定まらない未来」だけを財産としている子どもたちである。子どもたちには地位はなく、力はなく、知識はなく、お金も名誉もない。かれらが持つものは、唯一「真の未来」だけである。現代社会はそれを惜しみなく奪う。

政治家が国家百年を思わなくなった。医師はもっぱら患者の検査に没頭する。それはすべてが現在化したからである。百年を思うよりも、ただいま現在の状況を徹底的に把握し、それに対して有効な手を打たなければならない。「ああすれば、こうなる」ようにしなければならないのである。医師も同じである。患者は「先生、どうしたらいいですか」を尋ねる。だから医師は、その患者の「現在の」状態を徹底的に把握しようとする。それを把握すれば「ああすれば、こうなる」はずだということが、わかるはずだと思うからである。

そうした状況を私が批判すると、若者はこう質問する。「先生、じゃあどうしたらいいんですか」。その答があるということは、つまり「ああすれば、こうなる」が成立するということである。若者たちが、それを常識としていることが、こうした質問からよくわかるのである。

ここまで説明しても、多くの人が、だから、それじゃあ、どうすればいいんですか、と聞くかもしれない。だから現代社会は「ああすれば、こうなる」だというのである。どうするもこうするも、われわれが生まれてきたのは、意識のおかげではない。気がついたら、生まれていたのである。だからいくら頑張っても、気がついたら死んでいた、ということになるはずである。

生老病死はヒトの自然だが、これは「ああすれば、こうなる」の範囲には、根本的には入らない。いかにうまく予定を立てたところで、生まれるところから、死ぬところまで、予定通りにするわけにはいかないのである。そのくせ「ああすれば、こうなる」ばかりしか考えないのが、現代人である。その起源は行動の法則にある。

第7章　意識とことば

意識の段階

意識とはなにか。前章では、意識が捉えた行動が大きな問題となった。それではその意識とは、いったいどういうものであろうか。

意識の定義はあんがいむずかしい。われわれは意識ということばを日常的に用いる。しかし、それについてよく考えたことは、あまりないのではないか。すでに述べたように、そうした意識という漠然としたものを考える前に、ふだんわれわれが「意識がある」と見なすのが、どういう状況か、考えてみよう。

日常的な意識の有無は、寝ているか、寝ていないか、気を失っているか、いないかの判定を考えれば、すぐにわかる。寝ているかもしれない人に、起こしてもかまわない条件であれば、われわれはまず「話しかける」。「ウーン」でも「ムニャムニャ」でも、ともあれ、なにか返事があれば、意識があるのではないかとまず思う。声をかけられた当の本人が「うるせエ、放っておいてくれ」と明瞭にいえば、間違いなく意識があると周囲は判定する。

つまり、ここでは意識はほぼ「ことば」なのである。返事をするということは、第一にこちらのことばが聞こえているということである。第二に、適切な返事があるということは、こちらの発言が了解されているということであり、それは意識がほぼ明瞭であることを意味する。それなら実用的には、意識とは、まずことばが使える状態だと見てよいであろう。

もちろん、意識にはさまざまな程度がある。酔っぱらいは、そうした意識水準をわりあいによく、いくつかの程度で示してくれる。完全に泥酔してしまうと、まったく意識がなくなる。寝てしまったと判断するのは親切だが、むしろアルコールの急性中毒で意識を喪失したと見たほうがいいであろう。その前に、ほろ酔いからはじまって、かなりの酔いに至るまでの、さまざまな段階がある。いちおうその場の受け答えはたしかだとしても、翌日尋ねると、昨日は酔っぱらって、なにがあったか覚えていないなどという。たしかに帰宅しているのだが、どのような経路を通って、いかなる交通機関で帰宅したか、それをまったく記憶してないことは、私もよくある。

臨死体験はその逆である。実際には本人は意識がないように、周囲からは判断されるにもかかわらず、あとで本人のいうところによると、高いところから寝ている自分を見下ろしていたとか、お花畑で死んだ母親に会っていたとか、そんな記憶を述べるからである。これも意識の一種だが、こういう変な状態を変性意識と呼ぶこともある。

臨死体験の場合には、ふつうは大きな事故があって、本人は生死の境をさまよっているような状態であることが多い。こういう場合には、ふつうなら意識が完全になくなるが、ときに変性意識が生じているのである。どのような場合に完全な意識喪失となり、どのような場合に変性意識となるのか、それはまだよくわからない。

これを神秘体験として考える人があるが、とくにその必要はない。多くの人が似たような体験をするので、不思議な感じがするのであろうが、ヨレヨレになった脳が反応しているのだから、むしろ脳のはたらきが似てきて当然であろう。そうした状況下でも、まだはたらき得る脳の部分は当然限られているはずで、そうしたいわば「丈夫な」部分は、人によって違うと考えるよりは、同じだと考えるほうが常識的であろう。だから臨死体験という、似たような「夢」を見るのである。

ふつうの夢が似てくることは、まずめったにない。それは脳の全体がはたらき得るからで、それなら起きているときと同じように、それぞれが違ったように考えて、なんの不思議もない。

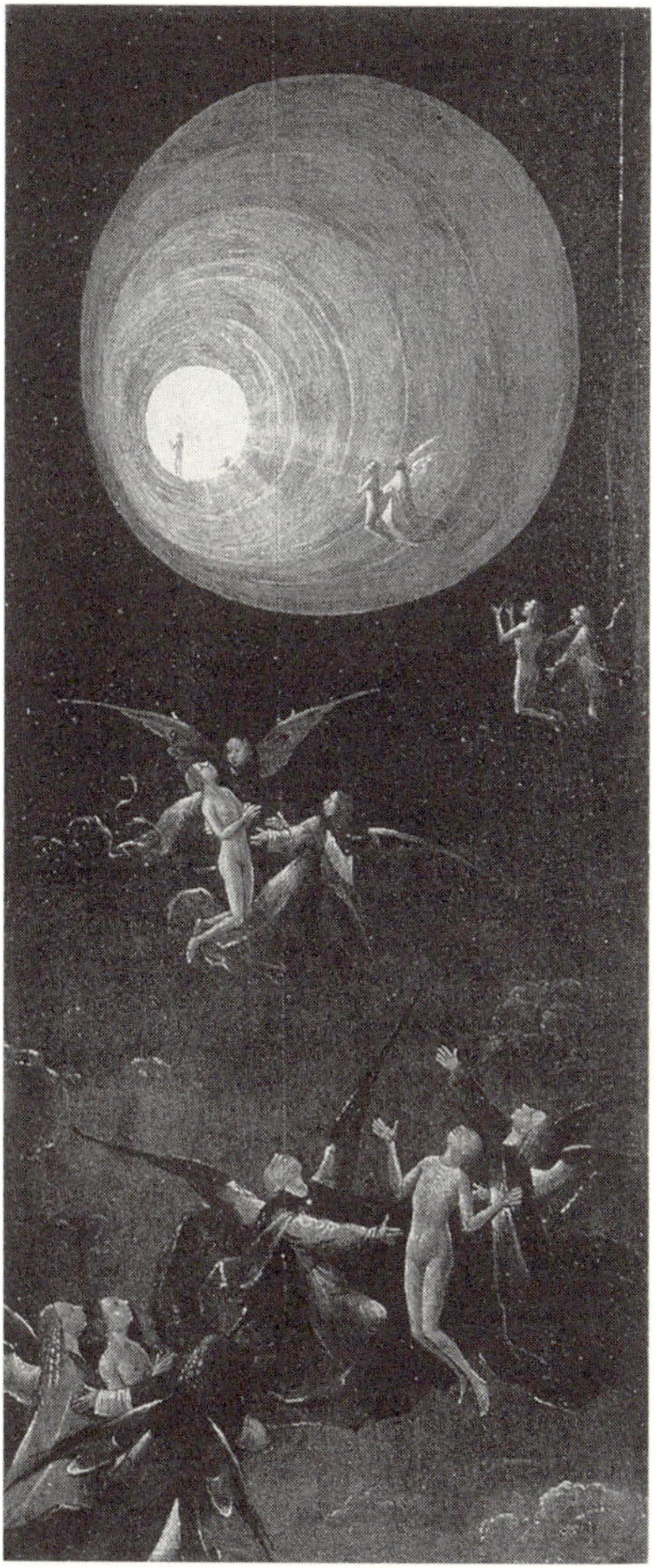

臨死体験では、しばしば光のトンネルを見る人がある。ヨレヨレになった脳は、定型的な反応をするらしい。（ボッス「天上界への上昇」）

視覚・聴覚・ことば

ともあれこうして、ことばを意識の「症状」として捉えることは、日常的にはほぼ差し支えないと思われる。それでは、ことばとはなんであろうか。むしろことばとは、どのように成立しているのであろうか。

現代の日本語を例にとって考えてみよう。ことばを入出力として見た場合、入力は音声か、文字である。だからこれをそれぞれ聴覚言語、視覚言語という。出力はすでに述べたように、要するに筋収縮である。ただし点字や麻雀のモーパイは触覚言語で、手話は視覚言語の別な形である。

現代の言語のきわめて興味深い点は、この聴覚言語と視覚言語が完全に共通だということである。これもあまりにも当然で、いわれてもなんのことか、気づかない人が多いであろう。つまり耳から聞いても日本語だし、同じことを文字で読んでも日本語だということである。それならたとえば日本語文法というのは、目でも耳でも共通に理解されているということである。そこから言語が逆に定義できる。ある脳について、視覚と聴覚の共通の情報処理規則が言語ではないか、ということである。

あなたが日本語をまったく知らないとしよう。そのあなたが日本語を聞いても、雑音の連続にしか聞こえない。さらに日本語の新聞を見ても、むちゃくちゃなシミの連続にしか見えないはずである。ところが、日本語という情報処理規則を持っていると、つまりコンピュータでいうソフトを持っていると、なんと新聞がちゃんと読めるということはつまり、音声にも翻訳できるということである。さらに、耳から順次入ってくる、たいへん奇妙な雑音の連続が、ちゃんと情報処理されて、日本語として聞こえ、意味内容が把握される。ところが文字も音声も、どちらも同じことを伝えているのだから、目と耳の共通の処理規則としての言語、という言い方が、それなりにご理解いただけるであろう。

目と耳は、もちろん離れた場所に位置している。そこからの入力は、つぎに中脳に到達する。そこでは両者の領域は上下に隣り合う。つづいて大脳皮質にあがってくるが、そこでは両者はいわば一部重なり合ってしまう。そこに言語が生じる。そう考えることができる。

それを簡単な図に示すことができる（一五七ページ上）。右側が視覚の領野を示す楕円で、左側が聴覚の領野を示す楕円である。どちらの楕円も、大脳皮質の領域を示している。ただしこれはもちろん概念図であって、脳に正確に重ねられるわけではない。こう理解すればいいという意味である。重なったところに、言語が生じる。すなわち視覚の情報処理と、聴覚の情報処理が重なる部分である。

二つの楕円の重ならない部分は、どう解釈すればいいのか。視覚側に重ならないで残った部分、これは絵画だと見なされる。聴覚側で重なっていない部分は、同様に音楽であると見なされる。こうして言語と、絵画、音楽の関係が、情報処理上の図式として理解できる。現代社会では、言語にはその専門家があり、音楽、絵画もまた、それぞれの専門家の領分である。そのため三者の関係は、いわばたがいに「切れた」ものとして把握されている。しかし、図のように考えると、三者の関係はもともとそう判然と切れるものではない。

まず言語の領域と、絵画の領域を境する線、これはいささか曖昧な領域である。ここにはたとえば漫画が位置している。きわめて古い形の象形文字は、この領域に属する。なぜならそれは、完全な絵画ではないが、そうかといって、現在のような漢字ではないからである。こうした漢字の歴史は、しばしば書物に記されている。古い形の

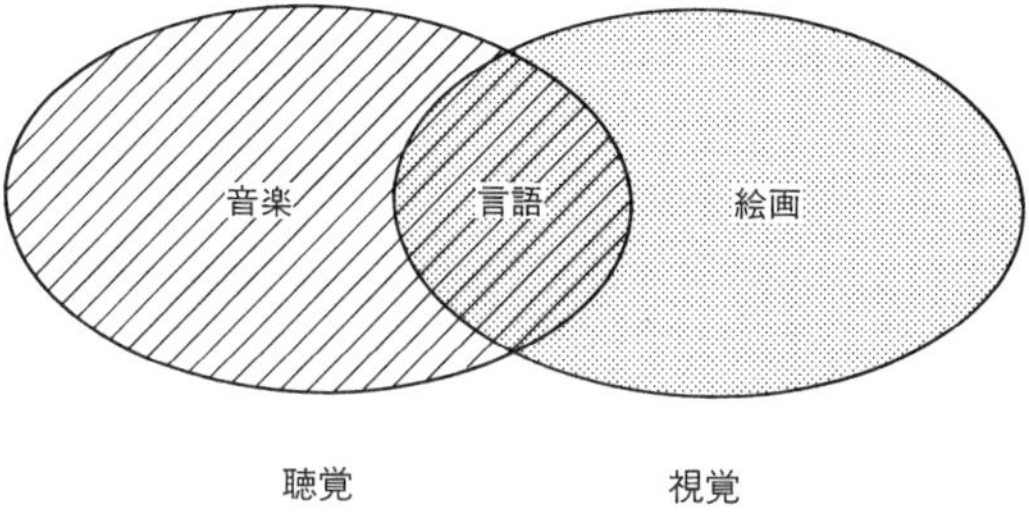

近代言語は、視覚と聴覚の領域が重なる部分に発生する。音楽・言語・絵画の関係を示す。一方の楕円は聴覚系、他方の楕円は視覚系と考えてよい。

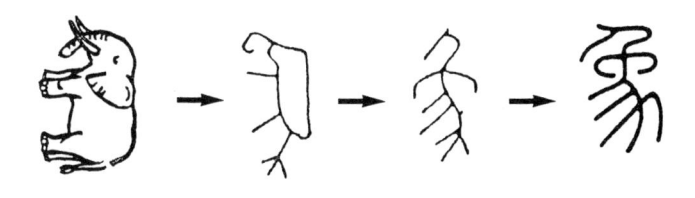

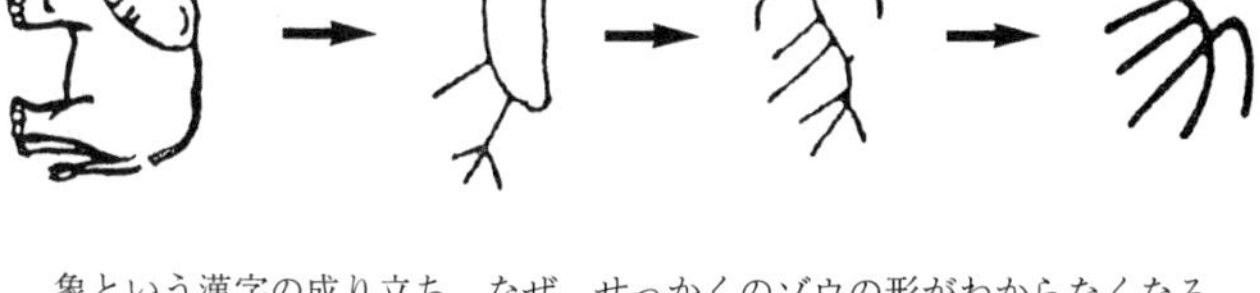

象という漢字の成り立ち。なぜ、せっかくのゾウの形がわからなくなるように、文字は進化するのか。

漢字は、それが表すもとのものの具体的な姿を、多少なりとも保存している。たとえば「象」という漢字は、もともとの象という動物の姿を明らかに示しているのである。ところが言語の進化にともなって、象形性つまり漫画性はしだいに失われ、漢字はいわばまったく抽象化する。これには、以下に述べるような、きわめて明白な理由がある。

音楽とことばの構造

言語と音楽を境する線、これも線ではなく、ある漠然とした領域である。ここにはたとえば詩歌が属している。西欧では、詩はしばしば作者によって朗読される。ことばとしては、厳密な解釈がなかなか成り立たないことも多い。にもかかわらず、詩はなにかを強く伝えている。それはなんらかの情緒である。そのとき詩は音楽にきわめて近づいている。

実際に、歌の歌詞は、かならずしも正当な言語ではない。それはわれわれが記憶している童謡を思い出せばわかる。「夕やけ小やけの赤トンボ」の「おわれてみたのは、いつの日か」を、私はだれがだれを追いかけるのか、長年のあいだ疑問に思っていた。私の後輩は「海ゆかば水漬《みづ》く屍《かばね》、山ゆかば草むす屍」を、海のカバと山のカバの歌だと信じていたといった。

さらにブローカの運動性言語中枢の障害では、有名な運動性失語症が起こる。この部分が障害された患者さんは、たとえば簡単な言語命令を理解できるが、発語ができない。話ができないのである。これはいわば言語運動のプログラムが障害されたためと見てよい。神経内科医のクローアンズが書いている例だが、こうした患者さんでも、医師が童謡を歌ってやると、医師の歌につき従いながら、自分でその歌を歌うことができる。もちろん、その歌をよく知っていた場合であるが。このような例は、歌詞がかならずしも言語とはいえないことをよく示している。

さらに音楽と音声言語が、きわめて類似した特徴を持つことは、両者を「客観的に」考えると、よく理解できる。ことばを話すことと、音楽を演奏すること、この両者はともに、きわめて複雑な筋の運動を伴っている。そうした筋運動で生じる音を、耳は聞き分けて、正しい音に調節しなければならない。さもないと、ことばも音楽も訛りが出てしまう。したがって両者ともに、発育のある段階まで、いわゆる臨界期ま

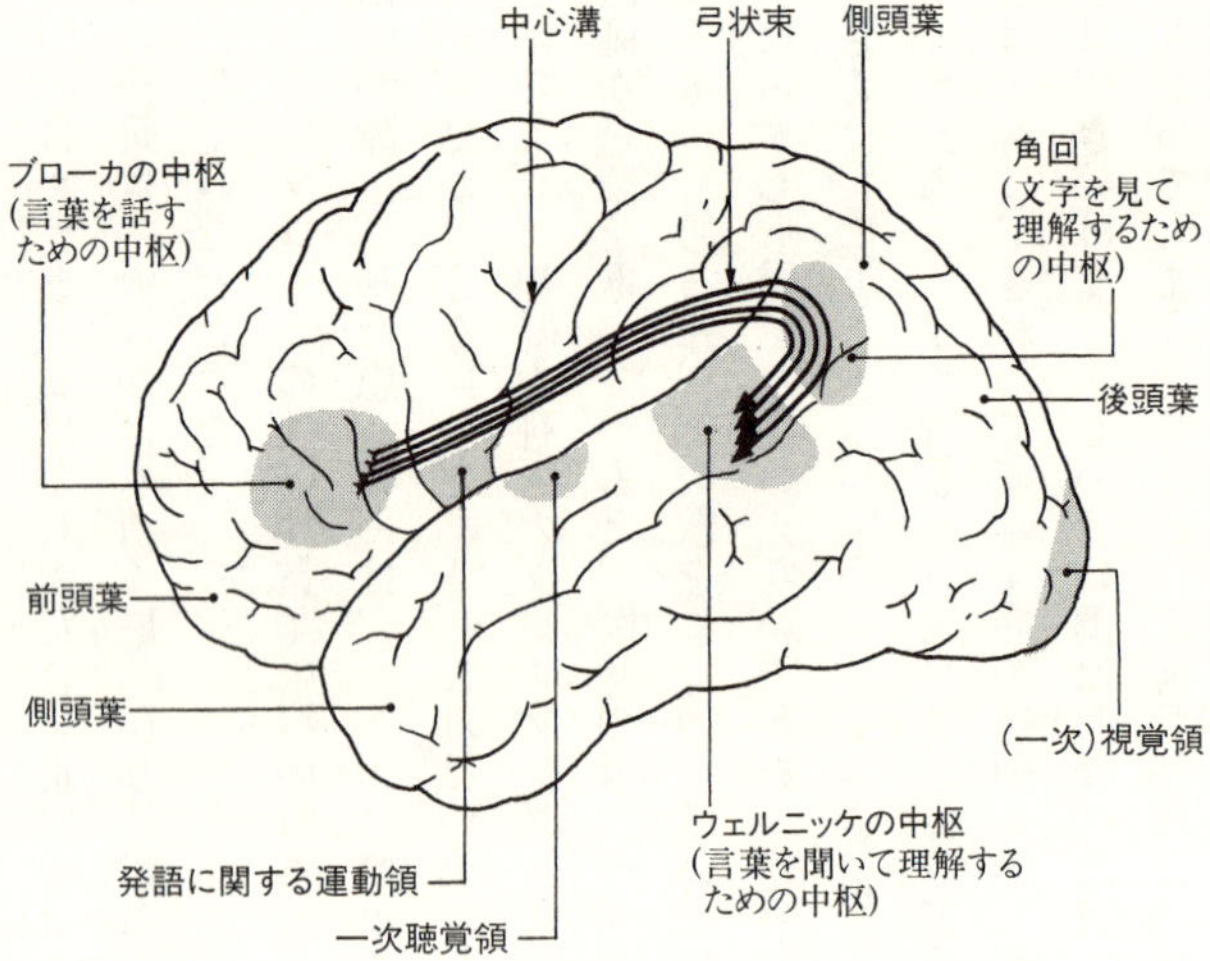

言語にかかわる脳の中枢。それぞれの部分が壊れると、それぞれの機能が失われることになる。

でに教えなければ、まず完全なものにはならないのである。
すなわち両者はいずれも自分の複雑な筋運動の結果として音を出し、それを耳にフィードバックし、さらに運動にフィードバックするという形で進行する、音と運動のループなのである。

意識の必要条件

このように二つの楕円の重なりとして理解された言語、音楽、絵画の三者関係は、さらに左右の脳に重ねることができる。二つの楕円を、上から見た脳に重ねる。このとき、左脳には、楕円の重なりの部分を置き、右脳には、重ならない部分を二つとも、できるだけ置くようにする。そのためには、楕円をやや斜めに重ねる必要がある。これで左右脳と三者の関係が概念的にはっきりするであろう。

左脳は言語脳であり、右脳は音楽脳、絵画脳である。左脳では、視聴覚がより強く重なるように情報処理が起こり、右脳では両者が比較的べつべつに処理される。その右脳は、左右分離脳のある患者では、より「無意識」の領域に相当することに注意されたい。分離脳のある患者では、右視野に見せられたものは、左脳に入るために、なにを見せられたか、本人はことばで答えられる。左視野に見せられたものについては、言語的に答えることはできない。しかし、見たものが「わかっている」ことは、見せられたものがなにかがわかっていなければ、正解できないような適切な質問に対して、左手を用いて答えられることでわかる。

このとき、右脳に日常的な意味で「意識はある」といえるであろうか。

右のような言語と脳の関係から、われわれは意識について、あるていどの必要条件を知ることができる。日常的な意味での意識が維持されているについては、脳は言語が保証されるような状態になければならない。視覚と聴覚に「共通する」情報処理規則が成立することが言語の要件であるから、意識はそれよりも広い要件、すなわちさまざまな異なった入出力に共通の処理規則の成立が必要ではないか、と示唆することができる。

もちろん聾啞者の場合、視覚障害者の場合にも、意識がある場合には、言語に近似した条件、すなわち複数の生理的に異なる入出力のあいだでの共通の情報処理が起こっているはずである。明晰な意識にとっては、大脳皮質連合野の機能が保たれること

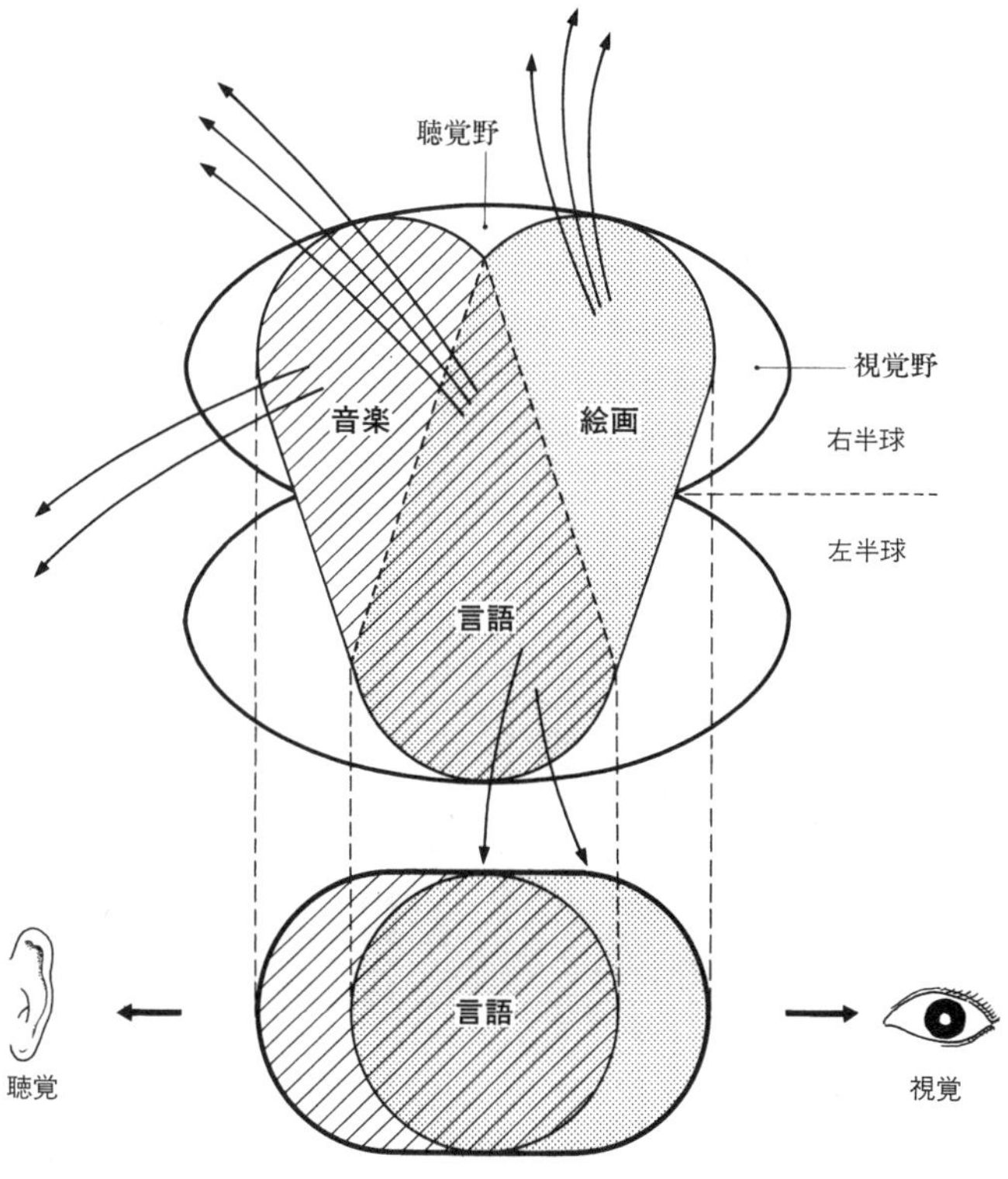

言語・絵画・音楽の関係と、さらに右脳・左脳との関係。こんなふうにイメージするとわかりやすい。左脳（言語脳）では、視覚系の情報処理がより共通規則に寄る。右脳では、両者がさらに分離する。

が必要だが、それは要するに右のようなことであろう。

意識についての、このような見方は、考えてみれば、ごく常識的なものであろう。たしかにわれわれは、意識が明瞭なときには、「五感がとぎすまされた」状況にある。運動はもちろんのことである。脳の各部分が、まさに部分的にはたらいて、意識がない状態は、きわめてふつうに観察できる。その意味では、寝言は言語ではない。テンカンの痙攣には筋への出力はあるが、意識はない。臨死体験では、遠くに声が聞こえはじめて、やがて意識がしだいに回復してくる。その意味で、意識がある種の共通規則の成立に由来することは、ほとんど疑いないであろう。

一般にこのような「共通」規則ないし「機能」としての意識が、あんがい理解されにくいのは、じつは意識自身の性質に責任がある。われわれは意識を唯一のものと思っているからである。意識が唯一のものになるのは、それがたがいに異質である入出力の共通規則ないし機能の成立だと思えば、その意味では当然なのである。逆に、そのために意識は各機能を、完全に把握しているわけではないが、「意識できる」わけである。

ところが意識はすべてのこうした「異質の」機能を、同時に一つのものとして把握してしまう。共通規則だから当然であろう。だからわれわれは、たとえば視聴覚がたがいにいかに異質な機能であるか、それを共通させるような情報処理が、それ自体いかに奇妙なものであるか、それにしばしば気がつかない。

意識がこうした意味でユニークだということは、たいへん重要なことなのである。ユニークなものは、比喩的な説明ができないからである。意識の説明は、意識がまさにユニークなものである以上、常にユニークな説明として止まらざるを得ないのである。

コミュニケーションと進化

こうしてわれわれヒトの脳は、さまざまな五感というたがいにきわめて異質な入力と、筋収縮という出力を、共通の処理装置のなかに収めることになった。そこでコミュニケーションが発生する。

動物のコミュニケーションの場合、たとえばオウムの音声の場合、ヒトの音声をよく真似る。しかしあれが言語ではないことは、だれでも知っている。あれはコミュニケーションとしては、音楽に近いものである。音楽の鑑賞者が複数いて、同じ音楽を聴いているとする。全員がまったく同じ内容を、その音楽によって、伝えられることが起こったとすれば、それは鑑賞者全員の脳が等しい場合だけであろう。

言語のコミュニケーション能力は、あきらかにそれとは違う。いわゆる分節的なコミュニケーションが可能である。それを保証したのは、じつは視聴覚に「共通する」という、その性質であることが示唆できよう。なぜなら、きわめて異質である視聴覚を結合できる規則は、ある程度ではあるが、異なった脳のあいだを、うまくつなぐことができるからである。

動物のコミュニケーションが不完全に思われるのは、それを欠くからである。かれらのコミュニケーションは、むしろわれわれが絵画や音楽によってコミュニケートする、その程度の低いものと見ることができる。これもきわめて常識的な結論であろう。

われわれは動物の知能を云々し、たとえばイルカやクジラは頭がいいという。それはおそらく言語的な良さではない。なぜなら、かれらは主として聴覚に頼っているからである。たしかにシャチは、目が小さいにもかかわらず、かなりよい視覚を持っている。しかし、イルカやクジラの仲間は一般的に目がよくない。かれらの脳は、聴覚的な解析に特殊化した脳だろうと推測される。同時に運動系は、われわれではその機構が想像もつかないほどの、みごとな運動をこなすことができる。

イルカが狭いプールで跳躍するのを見ると、私はまさに感嘆を禁じ得ないのである。あのプールのどこに身体をぶつけても、あの体重では、イルカは大怪我をするに違いないからである。それをかれらは平然と、いとも軽々と行う。かれらの動きは、まさに計算し尽くされているというしかない。利口に見えて当然であろう。その意味では事実、きわめて利口なのだと思われる。出力系の計算機能、聴覚機能は、われわれよりいいかもしれないのである。それと諸感覚、出力の連合とは、話は別である。

チンパンジーの知能がいかによいといっても、私がそれをさして信じないのは、かれらは脳が小さく、ゆえに連合野が小さいからである。かれらは自分の脳のなかで、異質の感覚どうしのあいだの連合を、われわれヒトに比較すれば、不十分にしか行うことができない。目や耳、それに関係する脳の一次領野、こうした部分は、ヒトもチンパンジーもさして変わらないはずである。にもかかわらず、脳が三分の一の容量しかないということは、連合野が狭いということであろう。そこに諸感覚の連合が発生する余地は、ヒトよりもはるかに少ないのである。

運動系から音声や文字を表出することによって、ヒトは言語という特殊なコミュニケーションの手段を手に入れた。これは入出力の連合という形で、まず一個の脳のなかで生じたはずである。これが生得的機能としての言語といわれるものであろう。その形式は、本質的には決定されている。ついで、右に述べたように、表出が行われる。表出された記号は、他の脳にも同様なものとして理解される。その過程は教育的、すなわち後天的である。そこには言語の恣意性が発生する。これはどのように説明されるか。

ソシュールのいわゆる言語の恣意性は、言語が視聴覚を連合する体系的な規則であることから生じる。魚は日本語の音声ではサカナ、英語ではフィッシュ、フランス語ではポワソンと呼ばれる。これは魚自体とはなんの関係もない、無意味な音声である。これが言語の恣意性と呼ばれるものである。

それに対して、われわれは「パシャン」といった音声を考えることができる。これは魚がはねた音である。同時に魚という漢字は、サカナという無意味な音声に相当する、いまでは無意味な形である。すなわち恣意的な形である。ところがもともとこれは、サカナの具象的な形が変化して、こうした文字に変わったものである。音声上のパシャンがサカナになり、サカナの絵が「魚」という恣意的な記号になるについては、あきらかな規則が認められる。

すなわち魚の具象的な絵は、目でしか理解されない特質をそこに含んでいるということである。その特質は聴覚系によっては把握され得ない。同様にして、パシャンという音は、聴覚によってしか把握されない魚の特性である。これが魚のはねる音だからである。

近代言語が視覚系と聴覚系の共通の情報処理規則として成り立つという、すでに述べた原則からすれば、そうした諸感覚に固有の特性は、言語の体系からは排除されていかなくてはならない。さもなければ、聴覚系の情報処理と、視覚系の情報処理は、「共通規則」として成立しないからである。

だから言語の進化とは、じつは聴覚系、視覚系に特有の性質が、言語から「落ちていく」過程なのである。だから漢字は、具象的な記号から、抽象的な記号に「進化」するのである。だから擬音語は、幼児のことばなのである。ワンワンもニャアニャアも、耳でしか理解できない、イヌとネコの特性を表している。これはいわば音楽的表現であり、言語的表現ではないのである。

ヒトが視聴覚という異質の感覚を結合して言語を創り出したことは、進化的にはきわめて重大な事件だった。それを否定する人はないであろう。その結合が同時に、ヒト間のコミュニケーションを「分節的に」保証し、われわれはわれわれの社会を手にしたのである。

奇妙な日本語

ここでつけ加えておくべきことがある。それは日本語の読みである。日本語の読みは、世界の他の言語に比較して、いささか変わった位置にある。それに気づいたことがあるだろうか。

たとえば「重」という漢字がある。これは「ジュウ」と読むが、ただそういったのでは、もちろん不正確である。「重大」「重要」なら、読みはたしかに「ジュウ」だが、「重複」なら「チョウ」である。それどころではない。重「い」と送りがなをすれば、読みは「オモ」だし、重「ねる」と送れば、読みはなんと「カサ」である。これでは私がたとえコンピュータだったとしても、その非論理性に腹を立てるであろう。フランス人なら、これは悪魔のことばだ、と叫ぶに違いない。こんな言語規則に素直に従っているから、日本人は権威に弱いのだ。そうつけ加えるかもしれない。これぞ日本語独特の発明、音訓読みである。

脳の障害で、失読症が生じることがある。つまり脳の一部が壊れると、字が読めなくなる。これを失読という。ところがこの症状で、日本人だけに妙なことが起こる。失読症が二種類生じるのである。つまりカナ失読と漢字失読である。ある人はカナだけが読めなくなる。他の人は、漢字だけが読めない。カナだけが読めなくても、まあ新聞なら中国語の新聞を読んでいるようなものであろう。しかし漢字が読めなくなると、小学校以前に退行したことになる。新聞のカナだけ拾い読みしたのでは、どうにもならない。

もうおわかりであろうが、二種類の失読症が生じるということは、字を読むために、日本語では脳の二カ所を使っていることを意味する。一方はカナを読む場所、他方は漢字を読む場所である。

世界に冠たる奇妙な読み方は、日本語の漢字読みである。それなら、世界のほかの人たちが使わないで、日本人だけが字を読むのに使っている場所が脳にあり、それがすなわち漢字を読む場所ではないかという推測が成り立つ。

世界一般に、失読が起こるのは角回《かくかい》の障害とされている。角回というのは、角張った回転という意味で、回転というのは脳のシワ、溝と溝との間の平らな部分である。大脳皮質には、解剖学的にそういう名前をつけられた場所がある。そこの障害で、万国共通に失読が生じる。ただし日本人では、角回の障害で生じるのは、カナ失読だけである。われわれは漢字を、それとは別な大脳皮質の部位で読むらしい。

それがどうした。どうしたもこうしたも、そこから生じる重要な帰結が、いくつかあると思われる。

第一に、日本語は視覚言語、すなわち「読み」がきわめて重要な言語だということである。なにしろ読みのために動員している脳の広さが、外国の人とは段違いなのである。だから昔から、日本の教育は「読み書き算盤」ではないか。古代ギリシャ人は、雄弁術を習うために月謝を払った。フランス人は、いまでも言語の本質は音声だと固く信じている。ことほどさように西欧語はあくまでも音声中心だが、日本語は違う。その日本語の常識で外国語を勉強するから、日本人は「読めるけど、しゃべれない」という症状を引き起こすことが多い。それを日本の英語教育が悪いと非難するのは、ピントが外れている。脳から見ても、日本語と外国語は違う。それをまず認識すべきなのである。日本語でできあがった脳は、外国語をどうしてもまず「読んでしまう」のである。

もう一つ、日本人の漫画好きである。これが音訓読みと決定的に関係することは、十分に意識されていない。先ほどの「重い」にルビを振った例を考えてみよう。これはじつはすでに漫画なのである。おわかりだろうか。

それは高橋留美子の『うる星やつら』（小学館）の一コマを見れば、すぐにわかる。錯乱坊《さくらんぼう》つまり愛称を「チェリーと呼んでくだされ」という坊主がいる。これもまたすでに漫画になっているのだが、それは後のこととして、この坊主が大きな声で怒鳴っているコマがある。吹き出しがあって、そのなかに「揚豚」という むずかしい漢字が入っている。それにさらにルビが振ってあり、そのルビとは、「カツ」なのである。揚げた豚だから豚《とん》カツで、だから「カツ」と坊主が怒鳴っていることになる。

これ自体がどうして漫画か。「揚豚」はある意味を持った抽象図形である。つまり漫画の絵と同じものである。絵じゃないよ、字じゃないか。だから漢字のもとは絵だという説明をしたではないか。

漫画は原始的な漢字と同じものなのである。それに「吹き出し」という音が振ってある。つまり漫画の吹き出しとは音声、すなわち漢字のルビなのである。そう考えれば、「カツ」というルビつきの「揚豚」は、まさに漫画そのものだと理解できるであろう。

このことから理解できるのは、日本の漫画とは、じつは漢字の音訓読みの能力を利用したものだということである。音訓読みという変なことを、世界の他言語はやっていない。だから脳のその部分をこういうことに使っているのは、おそらく日本人だけかもしれない。つまり小学校の国語の先生は、子どもたちに日本語の漢字の音訓読みを教える。その結果、脳からいうなら、子どもたちの脳に、漫画を読む訓練を徹底的に施している。そしてなにをいうかと思えば、子どもたちが漫画ばかり読んで、じつに嘆かわしいという。これを天に向かってツバキする、という。

なぜ文化現象として、日本で漫画が流行するか、こう考えてみれば、よく理解できる。それを外国人が理解できないのは、むしろ当然であろう。脳というモノサシを置くことによって、われわれはこうして、いわゆる文化の違いに一定の基準を見つけだすことができる。それなしに、ただ漫画の功罪を社会的に論じ、外国語教育を論じて

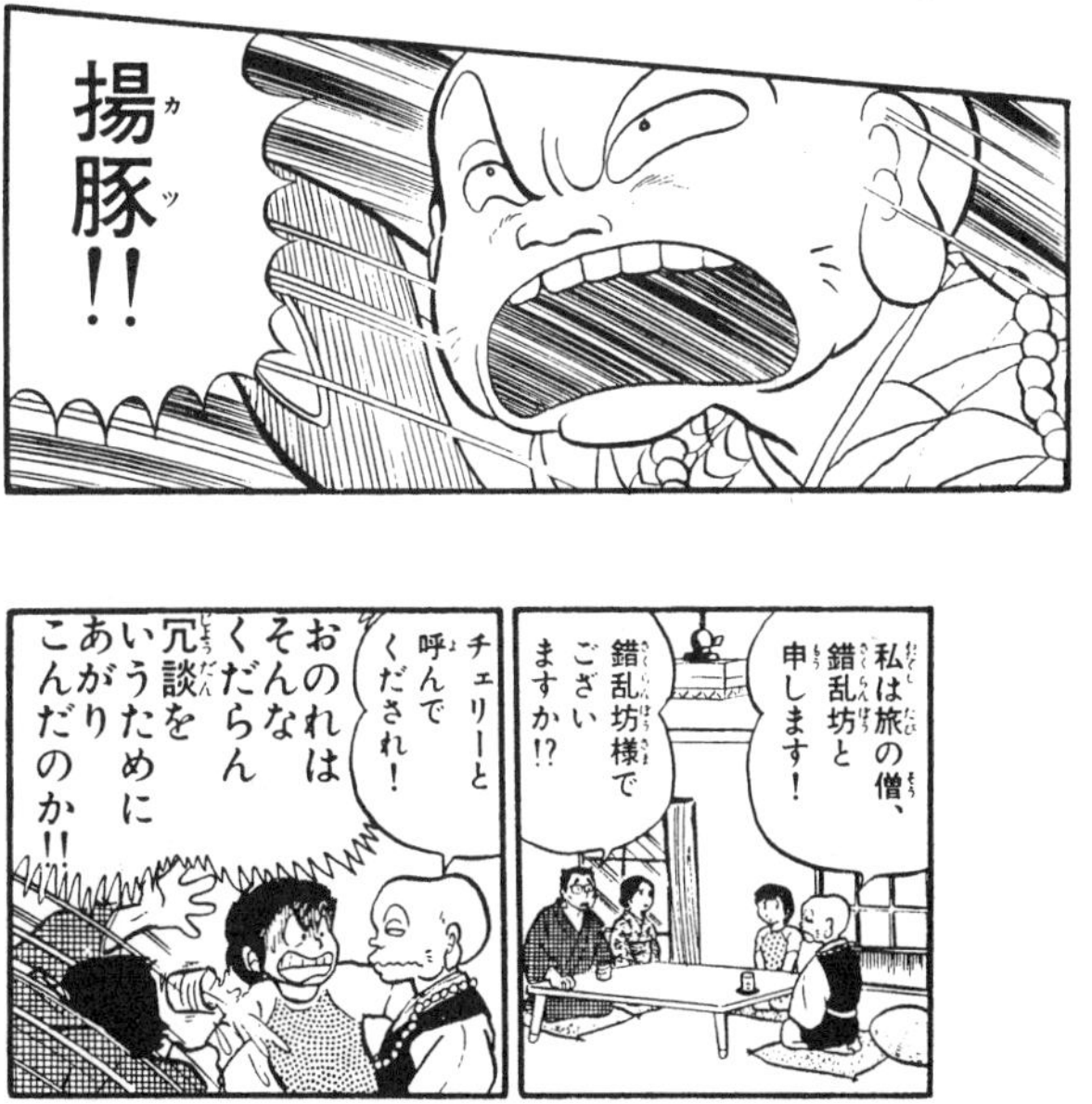
揚豚《カツ》!!
私《わたくし》は旅《たび》の僧《そう》、錯乱坊《さくらんぼう》と申《もう》します!
錯乱坊《さくらんぼう》様《さま》でございますか!?
チェリーと呼《よ》んでくだされ!
おのれはそんなくだらん冗談《じょうだん》をいうためにあがりこんだのか!!

マンガは日本語の音訓読みから発生する。漫画の図柄は漢字で、吹き出しはルビに相当する。こうした変な読み方をするため、日本語つかいは、脳を二カ所使わなければならない。(©　高橋留美子『うる星やつら』小学館より)

みても、あまり有効ではないはずである。それを脳に基礎づけることで、われわれは必要なら、そうした現象に対する原因療法を発見できるはずである。

もっとも私は、右のようなわけで、日本における漫画の流行や、日本人のいわゆる外国語下手を、病的現象だなどとは夢にも思っていない。国粋主義的にいうなら、言語については、外国人のほうがまさに「頭が足りない」のである。

第8章　意識の見方

意識学会

アメリカには意識学会というのがある。というよりも一九九四年四月、アリゾナ州ツーソンで第一回の「意識の科学へ向けて」という会議が開かれた。第二回は九六年の四月、同じ場所で開かれている〔その後、偶数年はツーソンで、奇数年はアメリカ以外の都市で行われている。一九九九年第五回は東京で開催〕このツーソンの会議には、いろいろな人が集まって意識について議論をする。だからまあ、意識学会なのである。

日本には、こういう会議はなかなかない。なぜなら一つは、偉い人の正しい意見を聞こうという人ばかりなので、「正しい」意見がはっきりしないうちは、その偉い人も実質的なことをなにもいわない。だから結局、議論にならなくなってしまう。われわれには、学問上の「議論」という習慣がないらしい。ほとんどは、ご託宣なのである。

偉い人がひたすら悪いというわけでもない。一般の人にもそういう傾向が強い。それは、新しい説が出ると、それが「正しい」かどうか、それだけを聞きたがる人が多いからわかる。

科学上の学説は、つねに「正しい」と「正しくない」の中間にある。だからこそ「進歩する」のである。「絶対に正しい」という主張は、宗教や政治のなかだけである。そういう主張を私はむろん信用しない。ただし私のような考え方は、この世間を生きていくには、しばしば不利である。なぜなら大勢を動かすためには、「絶対正しい」式の言い方をしたほうが、とりあえずは有利だからである。それが間違っていることがわかるまでに、自分がお墓に入ってしまえば、生涯自分は正しかったと信じていられるからである。わかっていっている人は、「当面はそれで正しい」といっているだけなのだが、次に伝わるときには、「当面は」がたいていは抜けてしまう。これでは「偉い人」のほうも、ものがいいにくい。

ツーソンの会議にはあまりにさまざまな、しかもまったく違った見解の人が出席するので、意識の問題についてどんな主張があるか、第二回では開催者がいちおうの分類をした書類がある。その分類に従って、ここでそれを紹介しておけば、多くの人がそれぞれなにを主張しているか、それがわかると思う。

(1)白衣の軍団

これは神経生理学者のほとんどを含んでいる。この人たちは、意識が脳の産物であることは間違いないと考えている。脳の画像化技術の進歩や、解剖学、生理学、分子生物学などの分野で生じるデータの蓄積が、白衣の軍団を支え、さらなる研究を推し進めている。この軍団の兵士たちは、哲学者に対しては批判的で、また脳が計算機のようなものだという考え方には、あまり味方しないことが多い。ただし、意識がいかに生じるかについては、かなり曖昧な説明しかしない。心についての、ごくふつうの一般的表現を嫌い、脳の特定の部分の機能として、それを説明したがる傾向がある。たとえば恋愛中とはいわない。扁桃核の活性がきわめて高くなっている、という。この派の代表的人物としては、『驚異の仮説』(邦訳『DNAに魂はあるか――驚異の仮説』、講談社)という本を書いたフランシス・クリックの共同研究者クリストフ・コッホ、パトリシアとポールのチャーチランド夫妻その他大勢。

(2)問題はむずかしい派

たとえば哲学者のデイヴィッド・チャーマーズに代表される立場で、「白衣の軍団」は視覚とか言語とか記憶といった、具体的な「やさしい」問題は扱えるかもしれないが、主観的な各人の体験がいかにして生じるかというような「むずかしい」問題には、手が出ないはずだとする。それを理解するには、なにかまったく新しい考え方がいる。われわれの内にある心とはなにか、それは正確にはどういうものなのか。それが問題だ。

(3)大問題なんかない派

白衣の軍団に論理行動主義を加えたダニエル・デネット一派の立場である。意識はいうなれば「大学」みたいなもので、大学には研究やら名声やら教育やら、さまざまなものが含まれるが、実際にはいくつもの具体的な部分に分解されてしまう。意識そのものが問題だなどというのは、過去の生物学における生気論と同じである。問題なのは脳内のきわめて複雑な結合関係である。その意味ではロボット研究が重要で、おびただしい数の機能を集約すれば、意識だってロボットに生じるに違いない。

(4)ソフトウエアの上の脳派

さらにそれなら、脳のさまざまな機能を、ソフトウエアの上で実現してしまえばいいではないか。それができてしまえば、実際の脳のなかの面倒くさい結合関係なんか、いちいち調べなくたって済むはずである。そんなもの、放っとけ。認知を形式的な論理計算としてきちんと捉え、人間並みの「人工知能」をさっさと実現してしまえばいい。

(5)認知学派

意識の理解は、実験心理学を中心として、それに神経科学の知識を加えれば、いちばんよく進むはずである。重要な問題は意識と無意識の関係、注意、記憶、言語、さらにイルカ、オウム、チンパンジーなどとの異種間コミュニケーション、脳の基本的構造である。

(6)炭素中心主義者

哲学者のジョン・サールの立場。意識は生物学的に生じた、脳というものが創り出す、特異な性質である。それは水が液体だというのと似たようなことだ。

(7)創発的階層構造派

自然は階層構造を持っている。それぞれの階層のはたらきが、一つ上の階層では、新しい「創発的」な性質を生み出す。原子物理学から化学が、その化学から分子生物学が生じるように、神経科学的な事象から意識が生じ、意識から文化が生じる。

(8)神秘派

脳のはたらきについていくら調べたところで、意識という体験はわからないままのはずである。人類が意識の問題を解くのは、魚が流体力学を理解しようとするようなものだ。そもそもなんでそんな問題を考える必要があるのか。

(9)量子神秘派

オックスフォード大学の著名な物理学者、ロジャー・ペンローズに代表される一派である。意識は神秘である。量子力学も神秘である。ゆえに「神秘最小限化の法則」

により、この二つは同じことであるはずだ。この派のうちのプラトン分派は、意識体験つまり「むずかしい問題」は、基礎的性質として時空に埋め込まれているとする。

⑽瞑想派

もし意識が神秘であるとすれば、その意識を捉える「正しい」ゴーストバスターズとは内省派であり、神秘主義者であるはずである。白衣など脱ぎ捨て、純粋体験の世界に浸って考えなさい。

⑾人文・民俗心理派

現実生活にどんな関係があるのか、問題はそれだけである。個性や健康や社会に、意識の理解はどう影響するのか。

⑿超能力派

人の日常的な能力の話なんか、つまらないじゃないか。物質を制御する精神的能力について、もっと考えたほうがいい。超常現象が実際に存在するなら、意識の研究にはきわめて重要なはずではないか。

これが九六年度のツーソン会議の事務局がとりあえず分類した、出席者の立場である(欠席の人もいるが)。十二番目の超能力については、出席者の意見は鋭く対立しているという。たしかにそうだろうと思う。日本では十番目の瞑想派が若干、十一番目の人文・民俗心理派が表向き多数、十二番目の超能力派が潜在的多数ではなかろうか。文科系インテリのかなりが八番目の神秘派であろうか。二番目の「問題はむずかしい」派と神秘派の違いは、「むずかしい」派は哲学的に問題が解けるはずだと考えている点である。解けないと思っていれば、神秘派になる。

これで全部かどうか知らないが、かなりの考え方をカバーしていると思う。意識についてなにを主張しても、このていどの範囲に入る。こうした見方は、意識の議論に対する自然史(誌)派のものである。つまり私が自分で流派を立てるとすれば、この自然史派である。意識が意識を考えるについては、どれだけの見方があるか。これが「意識の見方」である。自然史派にとっては、考え方はあればあるほど面白い。これを生物の多様性というのである。それが意識の問題にもちゃんと表れている。神秘派や「問題はむずかしい」派がいうように、もともとむずかしい話なのだから、とりあえず正解が出る心配はない。それなら例をいろいろ集めたほうがいい。

脳の操作

こうしたさまざまな意識の見方は、どこへ収斂していくであろうか。それは進化を予測しようとするようなもので、それはすなわち予測できないということである。なぜなら進化は基本的には結果論だからである。生き残った説が、とりあえず正しい説である。つまりそれが「適応した」説なのである。ただしそれを「正しい」説と思ってはいけない。では、正しい、正しくないは別として、どのような見方が将来に生き残るだろうか。

いま仮に意識について、白衣の軍団から、なんらかの正しい答が出たとしよう。意識は脳の産物であり、どこの部分がどのていどはたらいたら、どのような意識の状況が生じる。そんなことがわかってくるようになったとする。そこで生じる問題は、それがどういう問題に応用できるかであろう。

それはただちに、オウム真理教で生じたような洗脳問題に結びつくはずである。この問題は、洗脳しようとした側が、その点ではまったく無能力だったから、わけのわからない機械を信者が売りつけられるていどで済んだが、白衣の軍団がまともになにか証明してしまったら、面倒なことを考えなくてはならなくなる。意識の論理的操作くらい、重要な事件はないからである。洞ケ峠《ほらがとうげ》をきめこんでいる十一番目の人文・民俗心理派にとっても、それはきわめて重大であろう。

いままで社会は、教育や文化という形で、いわばソフト的な洗脳をしてきた。それが実験的に、すなわちハード的にできる可能性が生じるわけである。ここには遺伝子操作と並ぶ倫理的問題があることは、あまりにも当然である。

調べるまではいい。調べてわからなければ、それでもいい。問題はわかってしまったときである。それがあるから、意識については、白衣の軍団以外の人たちに、ある意味では無言の一致が存在するのではないかと思う。つまり意識の問題が、純粋に科学の問題であるなら、白衣の軍団に任せておけばいい。いずれはなにか答が出てくる。たとえばエイズの治療であれば、いまではそれしか仕方がないわけである。

意識には、それとは異なった問題がある。すべての人類の意識が、その「科学」の対象となるからである。だから、白衣の軍団以外の人たちが登場してくる。そしてそれでいわば「正しい」のである。

意識学会なるものは、一部の専門家の学会であるべきではない。自然史派としては、そう考える。そもそも学会とは、本来そうしたものでなければならないはずなのである。その生み出す結果が、各人の現実に大きく影響する可能性があるからである。

従来型の科学は、間違いなく専門家のものだった。遺伝子の科学では、その倫理が問題になったが、それはさして心配するほどのことはなかった。方法論と、科学の行方が論理的に見えたからである。いくら先行きが心配だといっても、とりあえずはDNAという分子の構造の問題である。それなら、それが現実の人生と交差してくるまでには、ともかく時間がかかる。まだ大腸菌一つ、人類は創り出せない。

ところが意識の問題は、わかってきたとたんに、それがわれわれ自身の問題にただちになるという、かなり厄介な面を持っている。ツーソンの会議は、その意味では、暗黙のうちに重大な問題を指しているのかもしれないのである。それはキリスト教世界の歴史上の公会議みたいなものに、将来ならないとはいえない。いまは「どうせわからない」で済ましていられる。ただし、いつまでそうか、その予測はつかないのである。

一部の人は、そういう危険性のある研究そのものを禁止しろという。それはできない。なぜなら、こうした問題は、法律で殺人を禁止するのに似た面があるからである。どこの国でも、殺人を禁止している。殺人を禁止していない国はない。しかし、殺人はなくならない。研究はすでに生じてしまっている。それなら、禁止しても、だれかがやってしまったら、という問題がつねに残るのである。しかも研究のなにを禁止したらいいか、それがわからないではないか。

ここに脳という情報系の大問題がある。そういう状況を考えたら、脳という情報系は、たえず情報を増やしていくしかないようになっている。だれかが自分に不都合な情報を得てしまったら、その相手の上をたえず越さなければならない。それがスパイ競争として、国家間で実際に生じてきたことは、ご存じの通りである。

遺伝子系もまったく同じ原理で進化する。しかし、遺伝子の場合には、情報自体は自然によって「与えられている」。それを人工的に操作するのは、ものすごく面倒なことである。脳の場合に、その基本的な性質は、もちろん遺伝子によって与えられている。しかし脳は、情報を環境から取り込む。遺伝子よりもはるかに、環境の影響を受けやすい面がある。だから情報の公開、思想の自由といった、基本的な社会条件が重要なのである。

すでにヒトの脳を直接に利用する実験には、きわめて強い禁止がかけられている。おそらくペンフィールドが行ったような実験は、いまではほとんど無理であろう。しかし、そうした直接の操作を禁止した結果、間接的な操作はむしろ発達する。現代の脳の画像化技術の進歩は、むしろそうした社会的禁止に後押しされた面があるのではないかと、私は疑っている。

社会においては、意図的にあちらを抑えれば、こちらが膨れる。ただなにかを抑えただけでは、結果としては同じことになるか、むしろ悪いことになるかもしれない。そうしたことすら考えられる。禁止は基本的には「ああすれば、こうなる」式の考えだが、これにはどうも穴があるような気がするのである。

意識は表現できるか

結論的には、意識の研究は進めていくしかない。その場合、意識をどう定義すれば

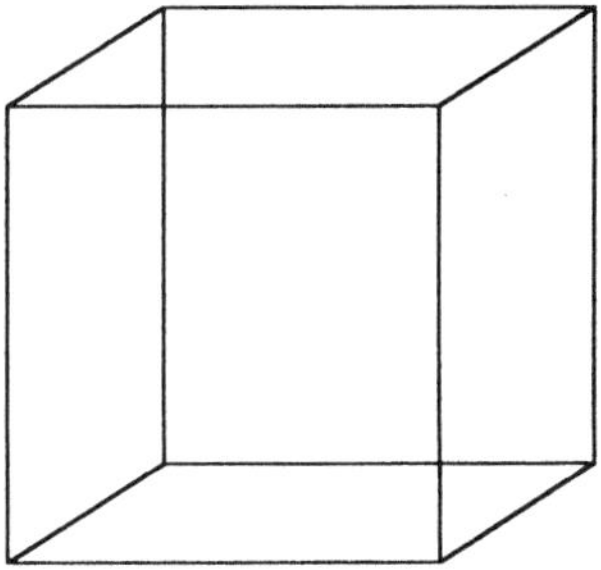

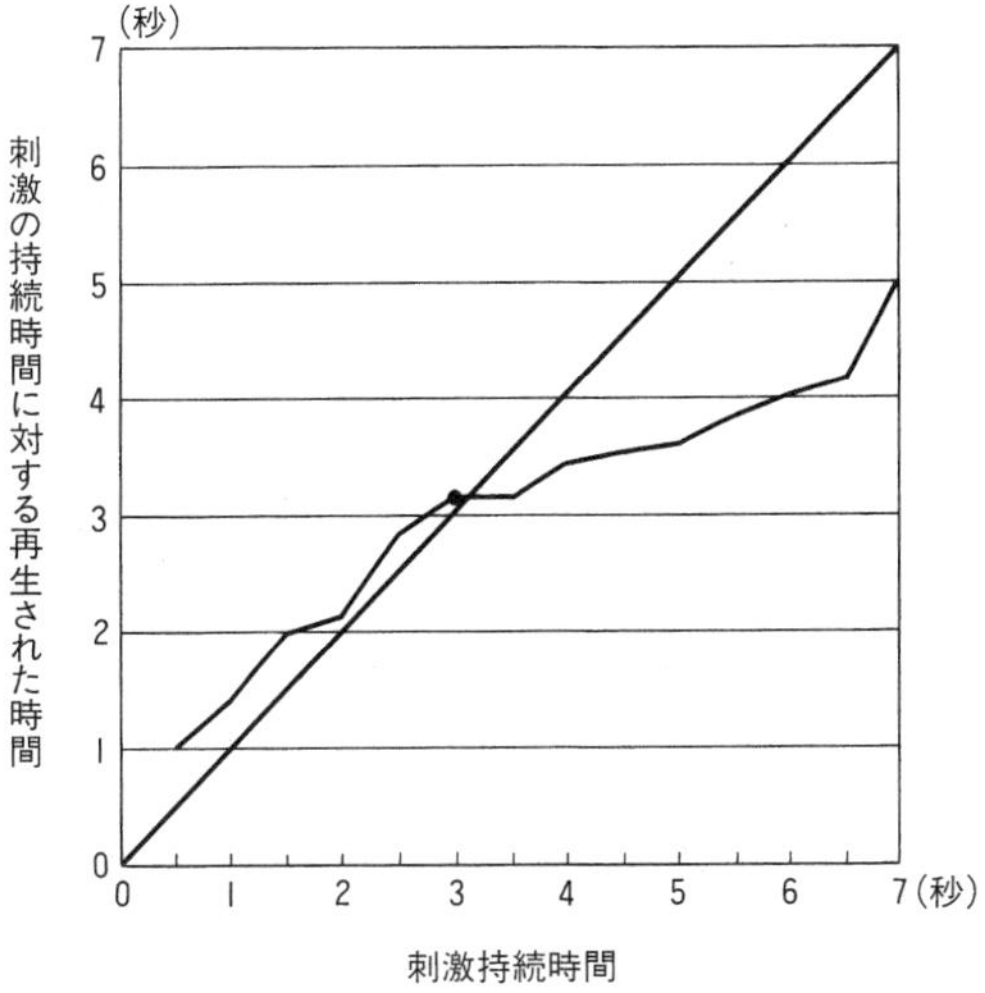

意識は三秒くらいしか一つのことを考えられないという例。右上の立方体を、いつまで逆転させないで見ていられるか。(下の図は、ペッペル『意識のなかの時間』より)

いいだろうか。「定義」というと、多くの専門家がそれはむずかしい、不可能だ、あるいは定義したって意味がないなどと述べる。たとえば日本で入手できる意識についての書物を比較すると、エルンスト・ペッペルは『意識のなかの時間』(岩波書店)のなかで、意識は三秒ほどしか持続しない過程で、一度に一つのことしか扱えないとする。意識の生理的背景を追求するコッホとクリック(前出)は、そうした限定はおかず、むしろ注意と短期記憶の存在を重視する。またコッホたちは、自意識は意識の特殊な状態だと見なしている。

ペッペルの「意識の持続は三秒」という言い方は、直観的にはおかしく感じられるであろう。かれが挙げているわかりやすい例は、有名な「ネッカーの立方体」である。これは稜線だけを描いたサイコロである。これが二通りの見え方をすることは、よくご存じであろう。

ネッカーの立方体を見慣れると、二通りの見方を、自由に自分でコントロールできるようになる。意図的に逆転できるようになるのである。それができるようになったら、逆に逆転しないように頑張ってみる。これは不可能である。短時間でかならず「ひとりでに」逆転して見えてしまうのである。これはもちろん一つの例に過ぎない。

意識の取り扱いのむずかしさは、こうした例でも見られるように、意識がさまざまな面を持っていることを、われわれがあまりにも詳細に知っていることである。しかもそうした詳細が、人によってかならずしも同じとは限らない。

さらにここで考えておくべきことは、意識にその表現を含めるか否かの問題であろう。ことばは典型的な意識的表現である。ことばは外に表出されるもので、固定することが可能である。文字言語として固定するし、音声言語のままなら、録音すればいい。すべての表現は、その意味では、固定された意識を含んでいる。絵画や音楽も同じだからである。ただし音楽や造形美術に、どれだけの意識とどれだけの無意識が含まれるか、それは計算できない。

固定された意識としての表現と、実際に時々刻々はたらいているわれわれの意識との関係、それは日常的であると同時に、じつはもっとも根本的な問題であろう。

ウィーン出身の哲学者カール・ポパーは、世界を三つに分けた。世界1とは、事物の世界、われわれがふつうに外界と呼んでいる世界のことである。さらにポパーは意識というはたらきの世界を世界2、表現の世界を世界3と呼んだ。ポパーはこの世界3を、われわれの精神が生み出すものとした。ポパーは哲学者だから、この世界3はポパーにとって、むしろ「真理」のようなものでできているのだが、これをすでに述べたリアリティの世界と見てもいいであろう。

意識というはたらきと、それが固定された世界である表現の世界、この二つのあいだを、われわれはたえず往復する。意識というはたらきは、人それぞれ違っているし、それがどう違っており、どう同じであるか、結局は確認のしようがない。確認する意味もあまりない。ごくふつうにいわれる例でいうなら、あなたの見る赤と、私の見る赤とが、同じ見え方をしているという保証はない。そこでは「赤」はつまり世界2に属している。しかし、そこに表現されている「赤」が美しいとか、場違いだとか、それをわれわれはたがいに論じ合うことができる。それは世界3に属する話なのである。

意識が理解できるか、できないか、意識学会の目的を別な表現でいうなら、それは、意識は世界2から出て、どこまで世界3になりうるか、ということなのである。そう思えば、これはかなりはっきりした問題だともいえる。コッホとクリック、あるいはペッペルの仕事は、まさにそれを行っているのである。それぞれの著者が、意識とはこういうものであろうとことばで表現するとき、それがわれわれに伝わる。その表現がなければ、われわれには伝わらない。あなたの頭のなかで、なにかが進行しているとき、私はそれについて知ることはほとんどできない。しかしわれわれは表現能力を持っており、それを利用して世界3を創ることができる。

意識学会の目的は、意識自体に関して、世界3を構築することなのである。他人に伝えられることと、自分が考えること、その二つが一致する。それがコミュニケーションの本質だということになる。他人に伝えられないことが、自分の頭のなかで起こっているにしても、それは他人に伝わらないのだから、他人にとっては存在しない。ただし無意識に起こっていることであれば、それは伝わる可能性がある。

自分の意識が他人に伝わらないということがあるだろうか。記憶がなくなれば、伝わらない。しかし、記憶がなければ、当人もそれを記憶していないのだから、もともと伝わるわけがない。明晰な意識は、表現できるはずのものである。それが表現できないとすれば、それはまだ明晰ではない。明晰な意識はあるが、表現がない。それはあり得るかもしれない。芸術家の場合に、表現を探すというのは、そのことであろう。それもしかし、ほとんどはいずれ表現されるのではないだろうか。

意識されない意識

　こう考えていくと、内省的な意識の問題は、一般に思われているほど重要なことではないように思われる。意識できるほどのことなら、われわれはたいていは表現できるのである。子どもにはそれはむずかしい。しかし、大人になるまで、それを記憶できていれば、その表現は可能である。

　実際に私は、そうした一連の子どものころの記憶があった。それらの記憶の「意味」を、私は中年になって理解することになった。私がそれを理解したとき、それは他人に説明可能となった。それまでは記憶そのものはあったが、説明はできなかったのである。

　表現された意識は、他人と共有される。そこで世界3が成立するのである。その表現をめぐって、自分のものであれ、他人のものであれ、ふたたび意識があらたな活動を開始する。こうして新たな表現が生まれ、それが繰り返されていく。その世界を文化といい、伝統といい、学問といい、科学という。

白衣の軍団による、意識の生理学的な解明とは、世界1と3とを連結しようとする試みである。それはそれで可能なはずである。世界1も、世界3も、世界2とは違って、共有され得るからである。神秘主義者たちが、じつは世界1および3の関係がつかめないと主張しているなら、それはたぶん間違いである。それは世界2というものの特性を、どこかから議論に忍び込ませているのである。世界2とは、個人にユニークなものであるから、それはどのみち世界1と3には無関係である。それが関係があると主張するから、話がややこしくなる。

すでに紹介した「ソフトウエアの上の脳」派は、結局は表現としての意識に照準を合わせているのである。それさえわかればいいではないか、と。表現としての意識の法則が捉えられれば、それで十分なはずだ、と。

こうしてわれわれは、あるわけのわからない学派を最後に残すことになる。それは無意識派とでもいうべきものであろう。

終章　意識と無意識

わかることしかわからない

結局、意識とはなんであろうか。白衣の軍団による意識の解析は、しだいに進んできている。コッホがいうように、われわれの意識とは、クリスマス・ツリーに輝いている豆電球の発光パタンのようなものかもしれない。それぞれの豆電球を、一つのニューロンと考えていい。とくに大脳皮質にある多数のニューロンが同時に発火し、そのパタンがある瞬間での意識の内容を表している。イギリスの神経生理学者スーザン・グリーンフィールドはそのパタンの活動と、ゲシュタルト心理学を結合して考えている。こうして意識の生理学的なイメージは、しだいにはっきりしてくるはずである。

そこからなにか、驚くべき発見が生じるだろうか。もちろん、よくわからない。前の章で述べたように、われわれはそれに注意を払っておく必要がむしろ「社会的に」ある。それと同時に、それほど大したことはわからないだろう、という観測もできる。なぜなら、意識をいかに扱おうと、それはしょせんは遺伝子によってヒトに与えられた意識の外には出られない、と見ることもできるからである。

与えられた意識は、いままでにも、数千年にわたって、さまざまなことを考えてきた。「太陽の下に新しきことなし」と古代の詩人も歌ったのである。われわれは自分が理解できる範囲でしか、要するにものごとを理解できないのである。

もちろん、遺伝子工学を用いて、ヒトの脳自体を変換してしまえば、話は別である。そのときにはしかし、そうした新「現代人」に生じる脳は、あるいは意識は、われわれの意識とは異なるはずである。したがって、それを論じてもあまり意味がない。そのときになってから、あらためて考えるしかないのである。

身体という表現

それでは、ほかに考えることはないのか。脳の話の最後は、身体の問題である。なぜなら、脳は根本的には身体の一部だからである。身体の一部だからこそ、脳はある特定の形をとり、特定のはたらきを表す。それを決定しているのは基本的には遺伝子系である。

その身体に対して、脳はどういう態度をとるか。脳はしばしば身体を否定する。日本の伝統でいうなら、武士は切腹をする。切腹を選ぶのは脳で、その結果死んでしまうのは身体である。脳も道連れで、死んでしまうが。

そこまで大げさにいわなくても、現代社会では裸体は許されない。裸で町を歩いたら、すぐに警察官に捕まってしまう。そのあとは病院行きである。われわれの裸の姿は、そうあれかしと祈ってできたものではない。そんなつもりもまったくなしに、ひとりでに、勝手にできてきたものである。そういうものは、都市では露出してはいけないのである。

なぜか。そこで私たちは、身体がじつはすでに述べた「表現」だということに思い当たる。当人にそのつもりはなくとも、身体は強烈な表現なのである。そうした表現はどうも強すぎるらしく、社会では禁止される。そう思えば、ほかにも禁止される身体は、じつにたくさんある。

一九九六年の三月三十一日を期して、「らい予防法」がやっと廃止された（「らい予防法」は一九五三年制定だが、ハンセン病患者を隔離する法律は一九〇七年にさかのぼる）。なぜハンセン病のような、いわばほとんど無害になった病気が、法律によってここまで統制されてきたのであろうか。この病気が身体表面の変形を来すことを忘れてはなるまい。先天異常は社会の表面には出ない。これもまた同じであろう。身体という表現は、社会ではじつはきわめて強く規制される。それは根本的には、ある種の表現の規制である。いったい、どんな？

私たちは個人はそれぞれ、身体という表現と、意識による表現を持っている。意識による表現とは、ことばであり、音楽であり、造形美術である。あるいはその他の、ありとあらゆる「意識的表現」である。「あかんべー」もまた、意識的な身体表現である。

ところが身体は、そのほかに無意識的表現を持っている。われわれ自身がわれわれ自身であるのは、身体に依存する。私とは、じつは私の身体と、その表現である。身体は表現する側にとっては、しばしば「無意識的」だが、受け手の側にとっては意識的である。裸体はその典型である。知らずに裸体を見てしまったときに、見られた側にはその意識はまったくない。しかし、見た側には明瞭な意識が存在する。だからこれを「表現」というのはいささか問題があるが、それでも私がいわんとする意味は、よくご理解いただけるであろう。

無意識とは何か

なぜ脳は身体という表現を統制するのだろうか。そこに現代人が抱えた、大きな問題がある。それは自然すなわち無意識と、人工すなわち意識の対立である。都市という社会はとくに自然を排除する。都市が基本的には意識によって成立しているからである。現代社会は意識中心主義である。アメリカに意識学会が成立するのも、そうした背景があろう。

やがてそこで気づかれるはずの問題の一つは、無意識だと思われる。身体はほとんど無意識なのである。意識と都市は並行し、無意識と自然は並行するといってもいい。意識の理解は、無意識の理解に通じるであろうか。都市に住むことは、自然への理解を深めるであろうか。

脳や意識について考えるときに、われわれはもう一度、自然について深く考えるべきであろう。すでに述べたように、脳はなにかを「現実」と決めてしまう器官である。意識のみが現実になることは、都市に住む人では、もはやごくありふれたことである。

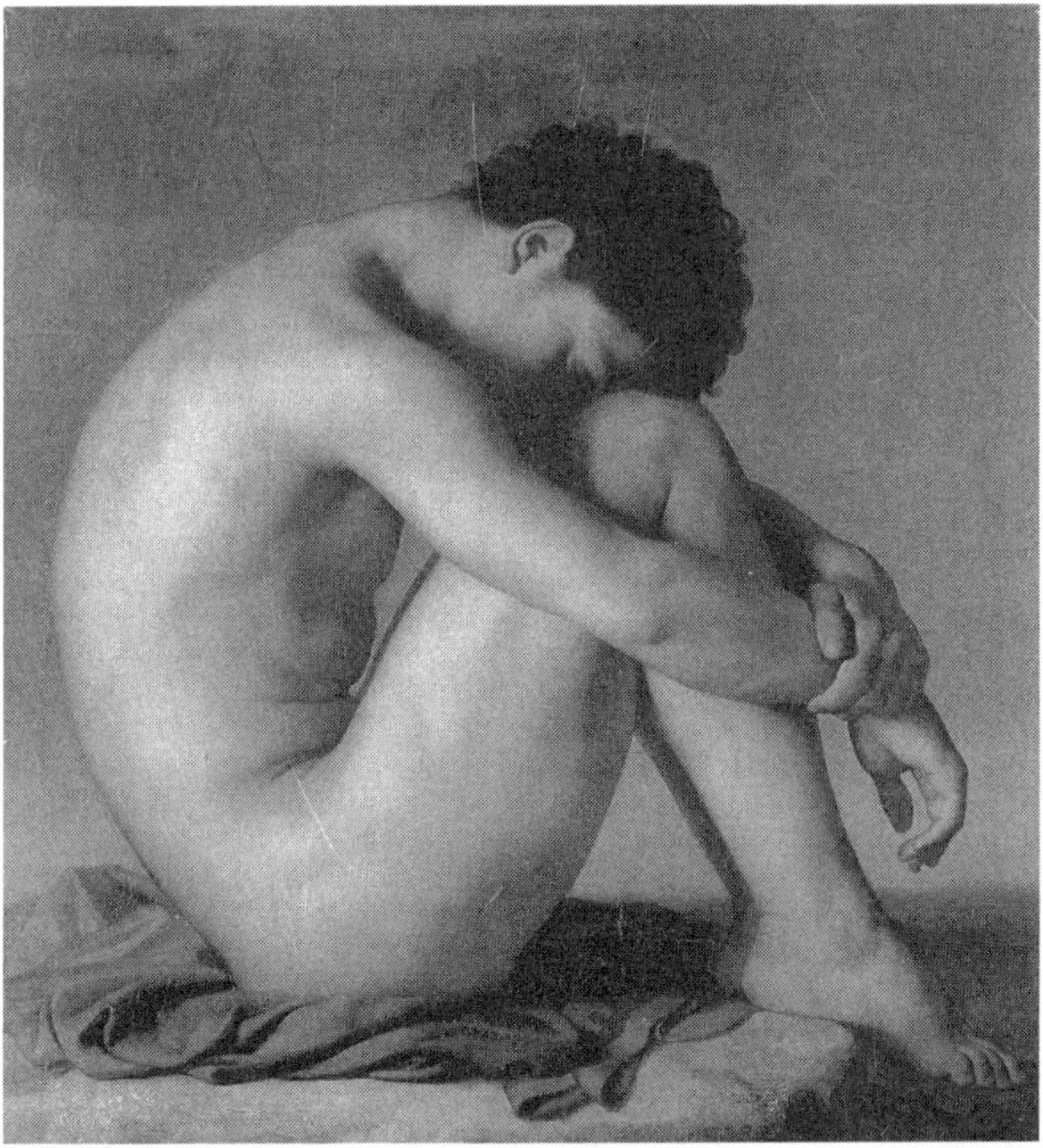

身体は無意識時表現の典型である。身体の露出は、社会的にはしばしば強く禁止される。だれもその論理を説明してくれない。（フランドランによる）

都市に住む人たちは、だから生老病死を嫌う。これらはヒトの自然だからである。それを意識しても、「ああすれば、こうなる」というわけにはいかない。それなら意識しないほうがいい。生まれることも、老いることも、病気になることも、死ぬことも、予定通りにはならない。われわれはまったく自分の予定なしに生まれ、予定なしに死んでいく。そうした自分自身が、意識をすべてだと考えるときに、甚だしい矛盾が生じることは、すぐに理解できる。それが現代人のストレスを生み出す。

日本社会では、かつてはそれを仏教が解消していた。そもそも生老病死とは、四苦八苦の四苦で、仏教の用語なのである。

人は社会のなかで、お金を追い、名誉を求め、権力を得ようとする。それはそれで結構だ。しかし一休和尚のように、杖の先にしゃれこうべを載せて、「門松は冥土の旅の一里塚」と歌って歩く。たまには人間の自然を考えなさい。世間的に見れば、いやなことをいうようだが、お前さんもいずれはこうなる。余計なお世話かもしれないが、そのことをたまには考えたらどうだろうか。お坊さんは、そう教えてくれていたような気がする。逆にいまの宗教は、しばしば金と名誉と権力を追っているような気がしないでもない。

さらに私たちの社会では、身体という表現を、たいへん重視していたと思われる。それが修行—道—型という文化を生み出したのである。仏教もまた、仏道修行だった。修行とは、身体の統御を完成することである。どうやって？　具体的には、それぞれの「道」を通じて、である。茶道だろうが、剣道だろうが、どれでもいいのである。

それが完成すると「型」になる。型とは、万人が理解する身体の普遍的表現である。そうした型を、弟子は「その通り」真似するようにしつけられた。なぜか。型は身体表現であるから、無意識的表現を含んで成立する。無意識的表現は、意識的に真似するわけにいかない。ともあれそっくりそのまま、とりあえず真似してもらうしかないのである。それでなければ、無意識の部分が落ちてしまうであろう。

それでもどうしてもうまく真似できないところ、それは最終的には師匠の個性であり、あるいは弟子の個性だということになる。

身体はどこにあるのか

明治以降の日本社会では、こうした身体表現すなわち型を、徹底的に潰してきた。

それは「封建的」だとしてきたのである。社会制度は意識的だから、それを意識的に潰すことはできる。しかしそれに伴って、無意識も潰れた。型が喪失したのである。その結果が、以心伝心の喪失であり、不信の発生である。勝海舟と西郷隆盛が、江戸城の明け渡しで、現代的な討論をしたとは、だれも思わないであろう。江戸弁と薩摩弁では、いろいろ通訳が必要だったはずである。その必要はなかった。それが「型」の効用である。

若者の行儀が悪い。電車のなかで足を広げて座っている。これは行儀の問題ではない。「型の喪失」である。現代の若者もまた犠牲者である。のびのび育った身体を、どう扱っていいか、それを持て余しているだけであろう。

同じ大きな身体でも、大相撲がパリに行けばたいへんな人気である。もちろん相撲には、伝統的な型が残されているからである。その型をフランス人が見て、それを理解する。なぜなら型は、身体による普遍的表現だからである。

じゃあ、どうしたらいい？　そんな声が、またしても聞こえてきそうである。それを都会人という。どうにかすれば、どうにかなる。そう思っているからである。それがすなわち、典型的な意識である。意識中心主義である。

どうすればいいか、自分の身体にきいてみな。ここではそれが、私にできる唯一の解答である。

あとがき

この本は、同じちくまプリマーブックスの『解剖学教室へようこそ』（現在ちくま文庫）の続編だが、基本的には、〈唯脳論〉の解説に近いものである。もちろん、その後の発展を含んでいる。内容は、若い人のために、できるだけ平易に、かいつまんで書いたつもりである。もっとも、そういうことになったのは、時間が十分にはなかったせいもある。

いつものことだが、終りのほうの部分は次に扱うはずの主題になっている。だからそこはとくに急ぎ足になったが、お許し願いたい。いずれまた、扱うつもりだからである。意識と表現、さらに身体と表現の問題が、私の次の問題なのである。

脳の話を脳そのものの話と考えれば、専門家の著作になる。それではおびただしい予備知識が必要で、しかも全体像がつかみにくい。そうかといって、脳の全体像とは、要するに人間の認識と活動のすべてを含んでしまう。それを短く総説するのは、面倒な仕事である。本来できないことをやろうというのだから、面倒で当然かもしれない。

ここでは話を情報系という視点においた。情報系というのは、よく使われるわりには、明瞭でないことばである。これからの分野なのであろう。生物の情報系を脳と遺伝子におくという見方は、よくよく思えば、中村桂子氏との話し合いで教えられたものだという記憶がある。実際にその見方を応用してみると、ずいぶん視野が開けたような思いがある。遺伝子が生物の形質をどこまで決めているか、その解明もこれからの問題だと思うが、ここでは遺伝子を主に論じるわけではないので、そこは現在の定説に従っておいた。その部分まで注釈すると、さらに面倒なことになって、話が終わらなくなる。

二十一世紀は脳の世紀だというのが、脳研究者の合い言葉である。それは人間ということばが、脳ということばに、かなり置き換わることであろう。その意味では、人間はさらにバラバラになっていくが、それは当面やむをえない。一度バラバラにして、総合し直すことになるのだと思う。その状況を見たいが、その頃には私はもう生きていないはずである。

『唯脳論』（ちくま学芸文庫）を書いてから、すでに十年経ってしまった。その間に、脳に対する世間の見方も、ずいぶん変わってきたような気がする。脳死問題は相変わらずだが、もはや脳について、ある種の偏見を気にしなくてよくなってきた。脳に対する直接の実験のように、別な意味での社会的制約は、逆に強くなったが。意識の問題が正面から取り上げられるようになったことも、近年の重大な変化であろう。もちろん、意識や感情まで話がいって初めて、一般の生活と脳とが直接に結合することになる。そういった問題を、ともあれ「科学者」が取りあげはじめたことは、当然とはいえ、よいことである。自分自身が大学院生だった頃を思えば、まさに隔世の感がある。私は進歩主義者ではないが、こうした世の中の変化は大いに歓迎している。こんなことを書くのは、要するに自分が歳をとったことの告白になるが、それも事実だからしかたがない。

一九九六年六月

養老孟司

文庫版　あとがき

一生のテーマみたいなものがあるとすると、私の場合には「意識」がそれである。この本を書いた後も、しつこく考えていた。その分を付け加えようかと思ったが、時間がない。しょうがないから、ほぼ元の形で文庫になることになった。

この本を書いた後、なにを考えたか。それはヒトの意識と動物の意識の違いである。動物は言語を持たない。それなら言語の基礎になる能力とはなにか。それは「同じにするはたらき」である。感覚はつねに「違う」という。でも意識はそれを「同じにする」のである。そこから概念が発生する。

これではなんのことやら、と思う人が多いはずである。だから丁寧に説明を加えて、本にしようかと思った。でも面倒くさい。その上、歳をとって頭もボケてきたので、ちゃんと書けるかどうか、それもわからない。

それでも現代社会を見ていると、もう少し意識の話を強調したほうがいいような気がする。なにはともあれ、あなたが考えていることでしょ。そういいたくなることが多い。考えるというのは、つまり意識の働きである。それにすっかり捉われてしまうと、訂正が利かなくなる。意識を訂正してくれるのは感覚、つまり外界からの入力である。

現代人の日常を考えていただきたい。冷暖房完備の部屋で、パソコンの画面を見、スマホの画面を見て、ほぼ一日を暮らす。日が照るわけでもないし、風が吹き抜けるわけでもない。感覚入力は一定しているのである。これでは感覚が鈍くなって当然だが、本人はそう思っていない。状況が「同じ」であることを、ひたすら快適だと信じている。

おかげで退屈するから、なにか見たいとか、なにかしたいと思う。道路を懸命に走ってみたり、他人の身体運動を観察したりする。スポーツというやつである。それで時間を潰す。でもそれには生きる上での必然性がないから、結局は退屈する。そこでまたなにか「考える」。でも感覚から訂正が入らないから、同じことの繰り返しになってしまう。

そこでは「考える」のではなく、身体を動かさなければいけないのである。だからお坊さんは箒で庭の掃除をする。あれは寺をきれいにしているのではない。それもあるかもしれないけれど、要するに体を動かすのである。しかもそこにはひたすら動いていく光があり、木の間を抜ける風があり、時には雨が降り、それがやんで、ふたたび木漏れ日を受ける。こうして感覚が新たに復活する。ところが意識は自分は「同じ」だと信じているから、そういう作業をしても、自分が変わったとは思わない。いまどき落葉を掃くなんて時代遅れ。業者を頼んで、落葉なんか、ブロゥワーで吹き飛ばせばいいじゃないか。

感覚が総体として鈍っているから、多少感覚を使ったとしても、自分が「違ってきた」ことが感じられない。老人が二日酔いにならず、三日酔いになるのと似たようなことであろう。老人は感覚が鈍くなっているから、二日目ではなく、三日目に酔いの副作用をやっと感じるのである。

意識のことを考えるのは、自分の人生を考えるのと同じである。意識は情報しか扱えない。情報は時間とともに変化しない。それが情報の定義である。この本は初版の時から変わっていない（少し訂正と注が入ったけど）。ニュースは報道された段階で

「すでに済んでしまっている」。新しい情報をつねに追いかけるのは、ひたすら過去を追っているのである。でもそう思ってないでしょ。ニュースとは「新しいこと」だと思っているからである。

だから意識に頼ると、生きそびれる。だって意識は「済んでしまったこと」しか扱えないからである。本当の未来は「なにも決まっていない時間」だとこの本に書いてある。自分で書いたのに、以前のことだと書いたこと自体を忘れてしまう。川島正次郎という政治家は「政治の世界は一寸先は闇」といった。本気で政治をやっていた証拠である。意識に頼れば、物事は予定通りに進行する。新幹線は時間通りに来る。でもあなたの命日が予定通りに来るかどうか、たまには考えてくださいね。意識がいかに無力なものか、それでわかるはずである。意識は自分の始まりも、自分の終末も知らないんですからね。

二〇一五年八月

養老孟司

解説　自然史派の playfulness

玄侑宗久

養老先生の本を読む楽しさは、まず何より専門性と総合性が共に味わえることだろう。簡単に言えば深くて広い、ということだが、しかも古きを踏まえ、新しきも充分取り込み、その都度新たに統合されている。思えばこれは、大脳皮質の連合野の優れた働きそのものではないか。

しかしその連合野の働きを、先生は無批判に賞讃するわけではない。それどころか、意識や無意識の恣意性を「重みづけ」と表現し、ヒトがそれぞれ勝手に描く世界像を、脳の中の幽霊とまで言う。我々が現実だと思い込んでいるのは、所詮そのようなバイアスのかかった虚構であり、社会や文化もそれを要請しているというのである。

ここに至って世界や現実への見解は仏教と全く重なってくる。『般若心経』にいう「五蘊皆空《ごうんかいくう》」も、要は五感からの入力じたい「重みづけ」の結果だから本来的な自性などないという話だし、ブッダの体験した解脱も、「行（サンスカーラ）」つまり無意識に自分の都合に沿わせてしまう傾向から脱却することだ。

つまり先生は、「行」や「解脱」などという仏教用語を用いずに、じつに平易に仏教を説いてくださっているのである。

ヒトを情報系として見るという見方も、じつは唯識《ゆいしき》に通じている。唯識では、五感からの入力によって生ずる前五識の次に意識を置き、その奥にマナ識、さらにアラヤ識を措定する。これは無意識というより潜在意識、深層意識などと呼ぶほうが相応しい深い情報系である。アラヤ識はユングの集合的無意識にも重なる。

アラヤ識が遺伝子のようなもの、と言えば、間違いなく唯識学者は承服しないだろう。なぜならアラヤ識は物質ではないからである。しかしそれでも、脳より深い情報系として遺伝子が語られる本書には、唯識学者も同じような「重みづけ」を感じて頷くのではないか。

総合的な本書は、感覚入力の曖昧さや恣意性を説いたあと、今度は出力系としての筋肉の収縮の問題に向き合い、さらには生物の合目的性と試行錯誤の話に進む。科学の素人にしてみれば、これだけでも充分興味深いのだが、養老先生はたとえばこの「合目的性」に「意識」を絡める。意識はたえず合目的性を検証しているというのでである。哲学者の井筒俊彦氏は『意識の本質』において、意識に特徴的なのは、なにより方向性をもつことだと言うが、この「方向性」と養老先生のいう「合目的性」はかなり印象が違う。先生の語り口にはおのずと「人生」という視点が入り込んでくるのである。

「合目的思考が成り立たない状況を、われわれはたとえば危機と呼ぶ」といった表現にもそれは明白である。我々はその辺から次第に、先生の危惧されること、意識中心社会の危機管理の本来的な弱点などにも気づいてくるのである。

とにかく先生の問題意識は、常に社会や人生に繋がっている。「あとがき」にも、「意識や感情まで話がいって初めて、一般の生活と脳とが直接に結合することになる」と仰っているが、脳から始まった話は結局我々の生活に最も密着した意識の問題に収斂していく。

どの章もそうだが、さまざまな学者たちの説が歴史的に紹介されるのがありがたい。意識については、アメリカの「意識学会」での多岐にわたる主張が紹介されるのだが、先生自身はそのなかのどれを選ぶというわけでもない。「私が自分で流派を立てるとすれば、(意識の議論に対する)自然史(誌)派」だという。「自然史派にとっては、考え方はあればあるほど面白い」というのだが、この緩やかなスタンスこそ養老流、先生の真骨頂ではないだろうか。

たとえば科学的な知識は最終的な「真実」に到達するのか、という問いに対し、先生は「もちろん私はそうは思っていない」という。しかしそれでも、「いま知られているると思われていることが、将来のより優れた考えのもとになるかもしれない」とお考えだから、先生は網羅的に学びつつしかも大らかなのである。

「意識」についての叙述は、時にハイデッガーの『存在と時間』を思わせ、また道元禅師の『正法眼蔵』「有時《うじ》」をも想起させる。サラリと書かれているが読み応え充分である。しかし先生の願いは、ここでも哲学の追求ではなく、とにかく日常生活の回復なのだ。どんどん現在化する未来から芳醇な「今」を取り戻そうと、先生は「虫取り」を続け、参勤交代を勧める。同じ志で坐禅をするのが馬鹿馬鹿しくなりそうだが、主旨は一緒なのである。

じつはここまで書いたところで先生の「文庫版あとがき」が届いたのだが、「お坊さんが箒で庭を掃除する理由」が「あれは寺をきれいにしているわけではない」とあり、驚愕した。それを見破る人が、お坊さん以外にいたことに、私は驚いたのである。このことは、かなり真面目に話しても、世間の人々には解ってもらえないことが多い。先生は、からだを動かすのだとおっしゃるが、要は箒を使うときの坊さんたちの意識の置き所を考えてみていただきたい。現実に毎朝箒で掃いていると、「きれい・きたない」という概念が真っ先に払拭され、先生が書かれたように、無常なる風光に箒もろとも溶け込んでいく。これこそが庭掃除の最大の功徳と言えるだろう。

だいたい、きれいにする目的だけだとしたら、特に今の世ではそのまま放置して天然の肥料にすべきだと難ずる輩が出てきて、おそらくこの議論は円満な結論に至らないだろう。

『考えるヒト』で先生が指南していることも、結局は生き方の問題なのである。自然（＝無意識）への指向を、playfulness（遊び心）と呼ぶとすれば、我々は試行錯誤を遊びつつ自己組織化せよと、促されているのではないか。宇宙も脳も養老先生も、playfulness あればこそ、深く、広いのである。

先生、うちの庭広いんで、ご一緒に庭掃きしませんか？

そんなふうに誘っても、先生はきっと少しだけつきあってからニッコリ笑い、さっさと虫取りに出かけてしまうに違いない。

（げんゆう・そうきゅう　僧侶・作家）

本書は、一九九六年七月十日、ちくまプリマーブックスの一冊として筑摩書房より刊行された。

ちくま文庫

考《かんが》えるヒト

二〇一五年十月十日　第一刷発行
二〇二四年六月二十日　第三刷発行

著者　養老孟司（ようろう・たけし）
発行者　喜入冬子
発行所　株式会社　筑摩書房
東京都台東区蔵前二―五―三　〒一一一―八七五五
電話番号　〇三―五六八七―二六〇一（代表）
装幀者　安野光雅
印刷所　三松堂印刷株式会社
製本所　三松堂印刷株式会社

ISBN978-4-480-43300-8 C0147